浙派中医丛书·原著系列第二辑

宁坤秘笈

清·竹林寺僧　撰
余凯　校注

全国百佳图书出版单位
中国中医药出版社
·北京·

图书在版编目（CIP）数据

宁坤秘笈 / （清）竹林寺僧撰；余凯校注 . -- 北京：
中国中医药出版社，2024.9. --（浙派中医丛书）
ISBN 978-7-5132-8904-7

I. R271

中国国家版本馆 CIP 数据核字第 2024LB5145 号

中国中医药出版社出版

北京经济技术开发区科创十三街 31 号院二区 8 号楼
邮政编码 100176
传真 010-64405721
河北品睿印刷有限公司印刷
各地新华书店经销

开本 710×1000 1/16 印张 7.75 字数 115 千字
2024 年 9 月第 1 版 2024 年 9 月第 1 次印刷
书号 ISBN 978 - 7 - 5132 - 8904 - 7

定价 39.00 元
网址 www.cptcm.com

服务热线 010-64405510
购书热线 010-89535836
维权打假 010-64405753

微信服务号 zgzyycbs
微商城网址 https://kdt.im/LIdUGr
官方微博 http://e.weibo.com/cptcm
天猫旗舰店网址 https://zgzyycbs.tmall.com

如有印装质量问题请与本社出版部联系（010-64405510）

《浙派中医丛书》组织机构

指导委员会

主任委员　王仁元　曹启峰　谢国建　朱　炜　肖鲁伟
　　　　　范永升　柴可群

副主任委员　蔡利辉　曾晓飞　胡智明　黄飞华　王晓鸣

委　　员　陈良敏　郑名友　程　林　赵桂芝　姜　洋

专　家　组

组　长　盛增秀　朱建平

副组长　肖鲁伟　范永升　连建伟　王晓鸣　刘时觉

成　员（以姓氏笔画为序）

　　　　王　英　朱德明　竹剑平　江凌圳　沈钦荣

　　　　陈永灿　郑　洪　胡　滨

项目办公室

办公室　浙江省中医药研究院中医文献信息研究所

主　任　江凌圳

副主任　庄爱文　李晓寅

总　序

浙江位居我国东南沿海，地灵人杰，人文荟萃，文化底蕴十分深厚，素有"文化之邦"的美誉。就拿中医中药来说，在其发展的历史长河中，历代名家辈出，著述琳琅满目，取得了极其辉煌的成就。

由于浙江省地域不同，中医传承脉络有异，从而形成了一批各具特色的医学流派，使中医学术呈现出百花齐放、百家争鸣的繁荣景象。其中丹溪学派、温补学派、钱塘医派、永嘉医派、绍派伤寒等最负盛名，影响遍及海内外。临床各科更是异彩纷呈，涌现出诸多颇具名望的专科流派，如宁波宋氏妇科和董氏儿科、湖州凌氏针灸、武康姚氏世医、桐乡陈木扇女科、萧山竹林寺女科、绍兴三六九伤科，等等，至今仍为当地百姓的健康保驾护航，厥功甚伟。

值得一提的是，古往今来，浙江省中医药界还出现了为数众多的知名品牌，如著名道地药材"浙八味"，名老药店"胡庆余堂"等，更是名驰遐迩，誉享全国。由是观之，这些宝贵的学术流派和中医药财富，很值得传承与弘扬。

有鉴于此，浙江省中医药学会为发扬光大浙江省中医药学术流派精华，凝练浙江中医药学术流派的区域特点和学术内涵，由对浙江中医药学术流派有深入研究的浙江中医药大学原校长范永升教授亲自领衔，凝心聚力，集思广益，最终打出了"浙派中医"这面能代表浙江省中医药特色、优势和成就的大旗。此举，得到了浙江省委省政府、浙江省卫生健康委员会和浙江省中医药管理局的热情鼓励和大力支持。

《中共浙江省委 浙江省人民政府 关于促进中医药传承创新发展的实施意见》提出要"打造'浙派中医'文化品牌，实施'浙派中医'传承创新工程，深入开展中医药文化推进行动计划。加强中医药传统文献研究，编撰'浙派中医'系列丛书"。浙江省中医药学会先后在省内各地多次举办有关"浙派中医"的巡讲和培训等学术活动，气氛热烈，形势喜人。

　　浙江省中医药研究院中医文献信息研究所为贯彻习近平总书记关于中医药工作的重要论述精神和中共浙江省委、浙江省人民政府《关于促进中医药传承创新发展的实施意见》，结合该所的专业特长，组织省内有关单位和人员，主动申报并承担了浙江省中医药科技计划"《浙派中医》系列研究丛书编撰工程"，省中医药管理局将其列入中医药现代化专项。在课题实施过程中，项目组人员不辞辛劳，在广搜文献、深入调研的基础上，按《浙派中医丛书》编写计划，分原著系列、专题系列、品牌系列三大板块，殚心竭力地进行编撰出版，我感到非常欣慰。

　　我生在浙江，长在浙江，在浙江从事中医药事业已经五十余年，虽然年近九秩，但是继承发扬中医药的初心不改。我十分感谢为编写《浙派中医丛书》付出辛勤劳作的同志们。专著的陆续出版，必将为我省医学史的研究增添浓重一笔；必将会对我省乃至全国中医药学术流派的传承和创新起到促进作用。我更期望我省中医人努力奋斗，砥砺前行，将"浙派中医"的整理研究工作做得更好，把这张"金名片"擦得更亮，为建设浙江中医药强省做出更大的贡献。

葛琳仪

写于辛丑年孟春

　　注：葛琳仪，国医大师、浙江中医学院原院长

前　言

　　"浙派中医"是浙江省中医学术流派的概称，是浙江省中医药学术的一张熠熠生辉的"金名片"。近年来，在上级主管部门的支持下，浙江省中医界正在开展规模宏大的浙派中医的传承和弘扬工作，根据浙江省卫生健康委员会、浙江省文化和旅游厅、浙江省中医药管理局印发的《浙江省中医药文化推进行动计划》（2019—2025 年）的通知精神，特别是主要任务中打造"浙派中医"文化品牌——编撰中医药文化丛书，梳理浙江中医药发展源流与脉络，整理医学文献古籍，出版浙江中医药文化、"浙派中医"历代文献精华、名医学术精华、流派世家研究精华、"浙产名药"博览等丛书，全面展现浙江中医药学术与文化成就。根据这一任务，2019 年浙江省中医药研究院中医文献信息研究所策划了《浙派中医丛书》（原著、专题、品牌系列）编撰工程，总体计划出书 60 种，得到浙江省中医药现代化专项的支持，立项（项目编号 2020ZX002）启动。

　　《浙派中医丛书》原著系列指对"浙派中医"历代文献精华，特别是重要的代表性古籍，按照中华中医药学会 2012 年版《中医古籍整理规范》进行整理研究，包括作者和成书考证、版本调研、原文标点、注释、校勘、学术思想研究等，形成传世、通行点校本，陆续出版，尤其是对从未整理过的善本、孤本进行影印出版，以期进一步整理研究；专题系列指对"浙派中医"的学派、医派、中医专科流派等进行系统介绍，深入挖掘其临床经验和学术思想，切实地做好文献为临床服务；品牌系列指将名医杨继洲、朱丹溪，名店胡庆余堂，名药"浙八味"等在浙江地域甚至国内外享有较高知名度的人、物进行整理研究编纂成书，突出文化内涵和打造文化品牌。

《浙派中医丛书》从 2020 年启动以来，得到了浙江省人民政府、浙江省卫生健康委员会、浙江省中医药管理局的大力支持，得到了浙江省内和国内对浙派中医有长期研究的文献整理研究人员的积极参与，涉及单位逾十家，作者上百位，大家有一个共同的心愿，就是要把"浙派中医"这张"金名片"擦得更亮，进一步提高浙江中医药大省在海内外的知名度和影响力。

2020 年至今，我们经历了新冠肺炎疫情，版本调研多次受阻，线下会议多次受影响，专家意见反复碰撞，尽管任务艰巨，但我们始终满怀信心，在反复沟通中摸索，在不断摸索中积累，继原著系列第一辑刊印出版后，原著系列第二辑、专题系列、品牌系列也陆续交稿，使《浙派中医丛书》三个系列均有代表著作问世。

还需要说明的是，本丛书专题系列由于各学术流派内容和特色有所不同，品牌系列亦存在类似情况，本着实事求是的原则，各书的体例不强求统一，酌情而定。

科学有险阻，苦战能过关。只要我们艰苦奋斗，协作攻关，《浙派中医丛书》的编撰工程，一定能胜利完成。殷切期望读者多提宝贵意见和建议，使我们将这项功在当代、利在千秋的大事做得更强更好。

《浙派中医丛书》编委会

2022 年 4 月

校注说明

《宁坤秘笈》，又名《竹林寺女科》，为竹林寺女科的传世著作之一。竹林寺女科，产生于浙江省杭州市萧山区（旧属绍兴府），故又名萧山竹林寺女科，约创始于五代后晋（943），创始者为高昙禅师。此后竹林寺女科衣钵传习，绵延千年，有谱可查，至清末已有九十七世传承，均以治疗女科病闻名，留有各种医籍文献130余种，在全国各省几乎均有馆藏，学术影响力遍布全国，甚至海外。《宁坤秘笈》约成书于清乾隆五十一年（1786），为萧山竹林寺女科传世著作中刊行较早、流传较广的传本。

目前此书可见的版本有：清乾隆五十一年（1786）刻本，馆藏于中国中医科学院图书馆、南京中医药大学图书馆等；清乾隆六十年（1795）慈溪养正堂刻本，馆藏于中国中医科学院图书馆、安徽中医药大学图书馆；此外还有清道光五年（1825）刻本、清道光二十八年（1848）刻本、清咸丰元年（1851）刻本、清同治七年（1868）致和堂刻本等多个版本。经实地版本调研，清乾隆五十一年（1786）刻本和清乾隆六十年（1795）慈溪养正堂刻本两版本刻板接近，考虑为同一版本系统。

本次整理以南京中医药大学图书馆馆藏清乾隆五十一年（1786）刻本为底本，清同治七年（1868）致和堂刻本（以下简称同治本）为主校本，清乾隆六十年（1795）慈溪养正堂刻本

（以下简称慈溪本）为参校本，以《黄帝内经》《金匮要略》等经典及竹林寺女科其他著作的通行本作为他校本。

本书具体校注原则如下：

1. 原书为繁体字竖排，现改为简体字横排，并进行现代标点。原书凡指文字方位的"右""左"，均径改为"上""下"。

2. 对难读难认的字进行注音，采取拼音和直音相结合的方法标明。

3. 对费解的字和词、成语、典故等，予以注释，用浅显的文句，解释其含义，力求简洁明了，避免烦琐考据。一般只注首见处，凡重出者，则不重复出注。

4. 异体字、古字、俗字径改。通假字保留原字，于首见处出注，并予以书证。

5. 底本与校本文字不一，若显系底本错讹而校本正确者，则据校本改正或增删底本原文，并出校记；如属校本有误而底本不误者，则不校注；若难以肯定何者为是，但以校本文义较胜而有一定参考价值，或两者文字均有可取之处，需要并存者，则出校记，说明互异之处，但不改动底本原文。

6. 原书引用他书论述，每有剪裁省略，不失原意者，不作改动；引文与原意有悖者，则予以校勘说明。

7. 本书目录参照正文标题重新提取，底本目录与正文标题不一致者均进行核改。

8. 原书中不规范的药名用字径改，如"川莲"改为"川连"，"末药"改为"没药"等。

9. 正文前原有"──"字，此次整理，均予删除。

10．书中使用的"鸦片""粟壳"等药物现已无法使用；书中尚存部分含有封建落后思想的内容，为保持古籍原貌，以上内容书中仍予保留。

校注者

2024 年 6 月

校

注

说

明

序

岐黄之书，汗牛充栋，而妇科证治尤烦。然各家诸书非博而弗精，即约而未尽。苟非脉理通明，见识广大者仍复茫然失据，更致传信传疑，此有书而不如无书也。顾胎产著名者非无其人，但延请而始能测病之源，临症而后定药之性，甚有薪传失实，贻误堪虞。夫胎产为居家恒有之事，荒陬^①僻壤，安能尽觅良医，而昏夜仓皇顷刻难求药饵，诚可慨焉！仆悯世之艰，忘己之拙，合刊是编上卷，为昔人潜寓招提^②，得其全璧，多述调经种子，胎前临产之说，症治方书了如指掌。中卷则独宗生化汤为主，而按症加减，详述临产及产后诸调理事宜，毫无遗义。下卷则类及叶老人调经种子，阴阳仙枣^③，胎息立成，及倪涵初先生痢疟永效方，一并公世而兮。颜其目曰《宁坤秘笈》，末则直书曰《经验良方》。倘家执是编，体察阴阳，于未孕欲孕之先，按治胎元于临产即产之后，是不特妇科秘术和盘托出而失传，贻误之弊，殆

---

① 陬（zōu 邹）：角落。
② 招提：寺院的别称。
③ 仙枣：仲思枣的别名。传说北齐时有仙人仲思得此枣种之，因名仙枣。此处指有奇效之方。

可无忧。其视博而未精，约而未尽者，相去为何如哉！至末卷经验诸方，珍藏尚多，此仅吉光片羽[1]，统俟续刻，俾得共观全豹云。

乾隆丙午孟秋闰月中浣[2]耶溪[3]月田砺堂氏题

---

① 吉光片羽：比喻残存的文物，出自《西京杂记》。
② 中浣：原指古时官吏中旬法定的休沐日，后泛指每月中旬。
③ 耶溪：即若耶溪，传说西施浣纱处。

目　录

卷上

卷中

卷下

|卷上|

妇女之病九十一症，治法七十九方①

第一经前

论其症，血来如胆水，五心作热，腰痛，并小腹痛，面黄色，不思饮食。乃气血虚，先退其热，然后调经。次月胜血而愈。先用黄芩散治之。

黄芩散方一

黄芩六分　川芎八分　当归　白芍　苍术各一钱　甘草三分　知母五分　花粉五分

水煎，温服。后用调经丸。

调经丸方二

三棱　莪术　当归　白芍　生地　熟地各一钱　玄胡一两　茯苓一两　川芎　小茴香　乌药各八分　大茴香八分②　砂仁五钱　香附一两一钱

---

① 七十九方：实际编号的方剂只有七十六首，或许存在方剂脱落的情况。
② 小茴香乌药各八分大茴香八分：同治本作"小茴香各八分，乌药、大茴香各八分"。

米糊为丸，不拘时酒服。

第二月经后

论其症，经来如漏水，头昏目暗，小腹作痛更兼白带，咽中臭如鱼腥，恶心吐逆。先用理经四物汤，后用补内当归丸。

理经四物汤三①

当归二钱　川芎八分　生地三钱　柴胡八分　白术一钱　香附
玄胡各钱五分　白芍一钱　黄芩八分　三棱一钱

水煎，临卧热服。

内补②当归丸四

当归　续断　白芷　阿胶　厚朴　茯苓　苁蓉　蒲黄各一两。
炒黑　萸肉一两　川芎八钱　熟地一两五钱　甘草　干姜各五钱　附子
二钱

炼蜜为丸，空心温酒下七八十粒，次月即愈。

第三月经或前或后

论其症，因脾土不胜不思饮食，由此血衰，经或前或后，宜补脾则血旺气匀，自然应期，宜服紫金丸。

紫金丸五

陈皮五钱　良姜　莪术各八钱　槟榔　砂仁　红花各六钱　枳壳
乌药各八钱　三棱一两

米糊为丸，用米汤送八十粒。

---

① 理经四物汤三：此方药物剂量原缺，据同治本补。
② 内补：原作"补内"，据后文及《竹林寺女科秘传》《竹林女科证治》《竹林寺女科秘方》改。

第四月经血虚发热

论其症，因妇人性急或行经时房①事触伤，胁中结一块如鸡蛋大，在左右两胁。月水不行，变成五心烦热，头痛目暗，咳嗽生痰。若半年一年不医，肉瘦泄泻则难治。宜先止热，用逍遥散。

逍遥散六

当归　白芍　川芎　柴胡　花粉各八分　黄芩六分　薄荷叶四分　胆草五分　地骨皮　石莲肉各一钱

水煎，空心服，后止其嗽，用紫菀汤。

紫菀汤七

杏仁一钱五分，去皮尖　阿胶炒研，八分，待药煎好方入　白桑皮一钱，蜜炙　五味子五分　知母一钱，炒　川贝一钱，去心　紫菀　桔梗　苏子各八分　枳实一钱　款冬花六分

水煎，临卧服。

第五经闭发热

论其症，因行经时，及产后因食生冷并食水果。血见水则滞故也。起初一二月作寒作热，五心烦躁，脾土胜自然经水流通。若半年不治，变成骨蒸。子午面热，肌肉消瘦，泄泻不止，急宜治之。倘病甚重，急用鸦片三厘调甘草汤送下，有起死回生之妙，宜用逍遥散、紫菀汤二方。俱详第四。

---

① 房：同治本作"遇"。

第六行经气血作痛

论其症，经来一半血未曾尽，腹中作痛，变发潮热，或有不热，须破其余血，热止痛安，宜用红花散。

红花散八

枳壳六分　红花一钱,炒　牛膝　当归　苏木　赤芍　三棱莪术各八分　川芎五分

水煎，空心服。

第七经来不止

经来一日不止，有半月之久，乃血妄行，问其妇，曾吃椒、姜热物过度否？是谓热症，须用金拘散。

金拘散①方九

续断　阿胶炒　地榆　当归　白芷各一钱　黄芩　川芎　白芍各八分　熟地二钱

水煎，空心服。

第八经来如黄水

此症人虚不可用凉药，须暖其经，以和其血，次月血胜而愈，宜用加味四物汤。

---

① 金拘散：《竹林寺女科证治》作"金狗散"，方剂组成较之多一味金毛狗脊；《竹林寺妇科秘传》作"金狗汤"，方剂组成较之多一味金毛狗脊，无当归;《竹林寺女科秘方》作"金狗丸"，方剂组成为当归、金毛狗脊、肉桂、川芎、熟地黄、川续断、地榆、阿胶、茯苓。

加味四物汤方十

当归　乌药　川芎　玄胡　小茴香　白芍_{各八分}　熟地_{一钱}

姜枣水煎，空心服。

第九经来如绿水

此症全无血色，乃大虚大寒。不可用凉药，要用乌鸡丸半月。非但病愈，又能怀孕。

乌鸡丸方十一

天雄附子_{三钱}　鹿茸　山药　苁蓉　肉桂　蒲黄_{炒黑}　当归

萸肉　川芎_{各五钱}　白芍_{一两}　熟地_{一两五钱}　乌鸡肉_{皮油不用，酒蒸，三钱}

米糊为丸，空心酒送下百丸。

第十经来全白色

此症无血色，五心烦热，小便作痛，面色青黄，乃血气虚也。服此半月必孕，宜用乌鸡丸。方详第十一。

第十一经来成块

如葱白色，又如死猪血黑色。头昏目暗，唇麻，此症虚也。急用内补当归汤。方详第二。

第十二经来臭如夏月之腐

此乃血弱，更兼热物，譬如水干涸，沟渠久则臭也。身衰，旧血新血不接则臭，宜用龙骨丸。

龙骨丸方十二

龙骨　海螵蛸　牡蛎　生地各一钱　当归　川芎　白芍　茯
苓各八分　黄芩六分

蜜丸，空心服百丸。

汤药方十三

当归　三棱　莪术　赤芍　丹皮　白术各八分　香附　条芩
陈皮　木通各八分　姜一片

水煎服。

第十三　经来不止如鱼脑

双足疼痛不能动履，乃下元虚冷，更兼风邪所致，宜行血行
气，用疏风止痛散。

疏风止痛散①方十四

当归　天麻　僵蚕　乌药　牛膝　独活各一钱　石楠藤　乳
香　紫金花　骨碎补各一钱　川芎五分　姜三片　葱白三个

酒煎，空心服。

第十四　经来如牛膜片

此症经来不止兼牛膜色一般，昏迷倒地乃气血变成，虽惊无
事，用朱砂丸。

---

① 疏风止痛散：《竹林寺妇科秘传》作"甦风止痛散"，方剂组成比较，以"紫
荆皮"易"紫金花"，以"葱"易"葱白"；《竹林寺女科证治》作"苏风止痛散"，方
剂组成比较，以"紫金皮"易"紫金花"。

朱砂丸^① 方十五

朱砂一钱　白茯苓一两

水和为丸，姜汤送下五十粒，立效。

第十五经来如血胞

经来不止，或下血胞三五个，如鸡蛋大，如用刀割开内石榴子，其妇昏迷，不知人事亦无妨，宜用十全大补汤。

十全大补汤^② 方十六

当归　白术各一钱　川芎　白芍　人参　茯苓各八分　生地黄芪各一钱

姜、枣煎，空心服三五帖立效。内有甘草、肉桂末二味米炒，今老肉桂味辛，恐动血，宜加减用之为要。

第十六经来疼痛，小便如刀割

此乃血门不开，皆用八珍散无效，宜用牛膝汤，一剂有功。

牛膝汤方十七

牛膝三两　乳香　麝香各一钱

水碗半，煎牛膝至一碗，临服磨乳香、麝香入内，空心服之即愈。

如系火症，可用朱砂六一散。

---

① 朱砂丸：《竹林寺女科秘传》作"朱雄丸"，药物组成为"朱砂二钱，茯苓一两"。

② 汤：原缺，据前文补。

第十七　经来吊阴痛不可忍

此症两条筋从阴吊起至乳上疼痛，身上发热，宜用川楝汤，二剂即愈。

川楝汤方十八

川楝子　猪苓　泽泻各八分　麻黄六分　木香三分　小茴香　白术　乌药　乳香　元胡各一钱　槟榔八分　大茴香一钱　姜三片　葱一根

水煎，对火服，发汗即愈。

第十八　经来未尽潮热气痛

此症经来一半又觉口渴，小肠痛，此因伤食生冷，血滞不行，有余血在内，不可用补剂，只宜凉药。若补用莪术散，热去经尽，痛止热退。

莪术散方十九

莪术　三棱　红花　牛膝　苏子各一钱

水煎，空心服。

第十九　经来已尽作痛

此症手足麻痹，乃腹中虚冷，血气衰甚。用人参四物汤治之。

人参四物汤方二十

人参一钱　白芍一钱　当归二钱　川芎八分　姜三片　枣三枚

水煎服，即愈。

第二十经来结成一块

如皂角一条横过，痛不可忍，不思饮食，面色青黄，急服元胡散治之。

元胡散方二十一

元胡四钱　发灰三钱

共为末，酒调服下，服之半月，其块自消。

第二十一经来胁气痛

经来胁内一块如杯大，其色淡黄，宜治块为先，用四物元胡汤治之。

四物元胡汤方二十二

当归　川芎　白芍各八分　元胡一钱　熟地一钱五分　姜三片

酒煎，加沉香三分，食后服。或归、芎、白芍、熟地、元胡各四两，沉香五钱，分作四股①，酒煎。或为末，酒送下。

第二十二经来遍身疼痛

经来二三日遍身疼痛，及寒邪入骨，或热或不热，宜解表。用乌药顺气散，发汗即愈。

乌药顺气散方二十三

乌药　僵蚕　白芷　陈皮　枳壳各八分　干姜　甘草各五分
麻黄四分，去节　姜三片　葱一②根

水煎服，即愈。

---

① 股：同治本作"服"，义胜。

② 一：同治本无此字。

第二十三 触经伤寒

经来误食生冷，遍身潮热，痰气紧满，恶寒，四肢厥冷，乃触经伤寒。急投五积散即安。

五积散方二十四

厚朴　陈皮　桔梗　白芷　枳壳　当归　白茯苓　香附　半夏各一钱　川芎　干姜各五分　苍术　柴胡各四分　青皮六分　姜三片　葱一根

水煎，热服。

第二十四 经逆上行

经从口出，此因过食椒姜热毒之物，其血乱行。急服犀角地黄汤，数剂立效。

犀角地黄汤方二十五

犀角　白芍　丹皮　枳实各一钱　黄芩　橘红　桔梗　百草霜各八分　生地二钱　甘草三分

水煎，空心服，即愈。

第二十五 经水从口鼻出

咳嗽气紧，宜推血下行，当用红花散七帖，次用冬花散止嗽下气，不须五七帖，热去全安。

红花散方二十六

红花　黄芩　苏木各八分　花粉六分

水煎，空心服。

冬花散方二十七

冬花蕊　粟壳蜜炙　桔梗　枳壳　苏子　紫菀　知母各八分
桑皮炒　石膏　杏仁各二钱

水煎服。

第二十六逐日经来

此症经水日有几点则止，或五日，或十日，又来数点。一月
当三四次，面色青黄，先宜艾胶汤三帖。

艾胶汤方二十八

阿胶炒　熟地各二钱　艾叶三钱　川芎八分　枣三枚

水煎，空心服，后用紫金丸，方详第三症。服之次月即安。

第二十七经来狂言如见鬼神

此症经来，或因家事触怒，阻逆血攻心，不知人事，狂言鬼
神，先用麝香散，宁心定志。

麝香散方二十九

麝香　辰砂　甘草各三钱　柴胡　桔梗　茯神各八分　远志二
钱，去心　木香五分　人参八分

水煎，不拘时服，后用茯苓丸即愈。

茯苓丸方三十

茯神　远志去骨　茯苓各八钱　朱砂三钱　猪心一个

用早米糊为丸如桐子大，用金银汤送五十粒即愈。

第二十八经来常呕吐

经来常呕吐，不思饮食，宜用丁香散。

丁香散方三十一

丁香　干姜各五分　白术一钱

为末，每清晨米汤送三匙。

第二十九经来饮食即呕吐

此症乃痰在胸膈，挂住谷米，不能下胃，投乌梅丸化去痰涎，后用九仙夺命丹[①]。

乌梅丸方三十二

木香　雄黄各五钱　草果一个　乳香　没药各一钱

乌梅为丸如弹子大，每日早晨口含化一丸。

九仙夺命丹方三十三

草果一个　厚朴　茯苓各一钱　豆果[②]　枳壳　木香　山楂

陈皮　苍术各一钱

共为末，姜汤下。

第三十经来遍身浮肿

此因脾土虚弱，不能充变而为肿，宜用木香调胃散。

木香调胃散方三十四

木香　甘草　干姜各三分　莪术　木通　山楂　大腹皮各八分

砂仁　苍术各一钱六分　陈皮　红花各五分　香附　车前各一钱　萆

薢三分

水煎，空心服。

---

① 九仙夺命丹：原作"九仙散"，据后文及《竹林寺女科秘传》《竹林女科证治》《竹林寺女科秘方》改。

② 豆果：即豆豉。

第三十一经来泄泻

若经动之时，五更泄泻如儿屎，此乃肾虚，不必治脾，用调中汤三五帖即安。

调中汤方三十五

人参　白术各八分　五味子　甘草各三分　干姜五分　姜三片

水煎，空心服，即愈。

第三十二经来大小便俱出

此名磋经，因吃热物过多，积久而成，宜用分利五苓散，解其热毒，调其阴阳即安。

分利五苓散方三十六

猪苓　泽泻　白术　赤茯苓各一钱　阿胶炒　川芎　当归各八分

水煎，空心服，即愈。

第三十三妇人白带

用白种鸡冠花煎老酒，服之即愈。

第三十四经来常咳嗽

此症咽中出血，乃肺金枯燥，急用茯苓汤退其嗽，再用鸡苏丸除其根。

茯苓汤方三十七

茯苓　川芎　苏叶　前胡　半夏　桔梗　枳实　干姜　陈皮各八分　当归　白芍　生地各一钱　人参五分　桑白皮六分　甘草三分

姜三片

水煎，空心服，即愈。

鸡苏丸方三十八

萝卜子九钱　贝母四两

共为末，蜜丸桐子大，空心白滚水送下五十粒即愈。

第三十五经水来腹大如鼓

此症月水不来，二三月以至七八月，腹大如鼓，人以为孕，一日崩下血来，其胞血中有物如虾蟆子，昏迷不知人事，体壮者可服十全大补汤，体瘦者死。十全大补方详第十五症。

第三十六经来小便如白虫

此症经水来血内有白虫如鸡肠，满腹疼痛，只宜推去虫于大便出无事，先用追虫丸，复用建中汤补之。

追虫丸方三十九

续随子　槟榔　牵牛　大戟各五分　麝香五分　甘遂　芫花各

一钱

米糊丸如桐子大，每服①十丸酒送下。

建中汤方四十

白芍一两　黄芪　肉桂　甘草各五钱

共为末，米汤送下即愈。

---

① 草薢三分……每服：此近两页内容原脱，据同治本补。

第三十七经来潮热终日不思饮食

此症经来胃气不开，不思饮食，须开胃，不宜别样，只宜鸭血酒立效。将雄鸭头顶上取血，调酒饮之立效。

第三十八女子经闭

一室女月水初行，不识保养，用冷水洗手足。血见冷水则凝，不出血海。面色青黄，遍身浮肿，人作水肿，治之不效。宜用通经丸，通其血，消其肿。

通经丸方四十一

三棱　莪术　赤芍　川芎　当归　紫菀　刘寄奴各八分　穿山甲一片

共为末，米糊为丸，酒送下即愈。

第三十九血水崩

此症宜用十灰丸，若久崩乃虚，宜用鸡蛋汤。若小肠痛，宜用加味四物汤。初起时只用十灰丸。

十灰丸方四十二

阿胶五钱　侧柏叶　棕榈　艾叶　苎根　百草霜各一钱　绵绢一团　白茅根一根　丹皮一钱　茜根一钱

各烧灰存性为细末，白滚汤送下。或用大小蓟各一钱，用藕煎汤送下甚妙。

鸡蛋汤[①] 方四十三

鸡子三个[②]，用葱三根，姜一两，共捣为泥，用麻油锅内炒去渣，酒服，要趁热吃。加味四物汤方见第八症内。

第四十经来吐蛔虫

此症经来寒热，四肢厥冷，大汗，吐虫，痰气紧满，百死无生。

第四十一胎前恶阻

此症胎前阻逆，不思饮食，腹中作痛，乃胎气不和，因而恶逆，宜用和气散加丁香、木香，一剂而安。

和气散方四十四

陈皮　桔梗　厚朴　益智　小茴香　藿香各八分　甘草三分

砂仁五分　苍术四分　丁香三分　木香五分

水煎半碗，饱服。

第四十二胎前潮热气痛

此乃受热毒所致，宜服五苓散，二三帖即安。

五苓散方四十五

赤茯苓　猪苓　泽泻　白术各五分

水煎，温服。

---

① 鸡蛋汤:《竹林寺女科秘传》作"鸡子汤"。

② 鸡子三个：原作"鸡脊肉的子"，据《竹林寺女科秘传》和方名改。

第四十三胎前寒热

胎前疟疾，小腹作痛，口燥咽干，乃受热更多，又伤生冷，阴阳不和，服草果散即安。

草果散方四十六

草果二钱　青皮　柴胡　黄芩各八分　甘草三分

水煎，空心服。

第四十四孩子顶心不知人事

乃过食椒、姜、鸡肉，热毒积在胸中，如五六月盖絮被，受热乱动，母胎俱不安也。先用调经中和气散，后用胜红丸。子母皆安。

调经中和气散方四十七

大黄　石膏各一钱　槟榔　枳壳　知母各八分　黄连六分　柴胡三分　黄柏五分

水煎浓大半碗，空心服，即愈。

胜红丸①方四十八

江子②去壳油，十粒　百草霜二钱

共为细末，米糊为丸，白滚水送七粒。

第四十五胎前气紧不得卧

此症过食生冷，兼有风寒，中胃肺经，生痰，宜用紫苏汤，

---

① 胜红丸：《竹林寺女科秘传》作"固胜丸"，药物组成为"江子，去油壳，十枚，百草霜等分"。

② 江子：即巴豆。

又宜安胎散。

紫苏汤方四十九

苏叶　桔梗　枳实　大腹皮　贝母　知母　桑皮各八分　当归八分　五味子　石膏　甘草各三分

水煎，温服。

安胎散方五十

人参　生地　当归　阿胶炒　茯苓各一钱　小茴香　八角各八分　川芎　甘草各五分

水煎，空心服，即愈。

第四十六胎前咳嗽

此因每食生冷，又吃姜、椒，中伤，胎热，胃气不胜，故此作疾，宜用五虎汤，嗽止人安。

五虎汤方五十一

杏仁　枳实　石膏各一钱　苏子　陈皮　知母　桔梗各八分　五味子　甘草各三分　麻黄四分

水煎，温服。

第四十七胎前衄血常从口鼻中来

此是伤热，血热乱行，冲伤胎络，只用凉胎法，不用四物汤，用衄血立效散。

衄血立效散方五十二

丹皮　侧柏叶　黄芩各八分　蒲黄一钱，炒

共为末，米糊丸，白滚汤送下，即愈。

第四十八胎前泻痢

此乃椒、姜、鸡肉热物入脾，大肠太热变成痢也。初起二日用甘连汤立效，如泻久孕妇形瘦，精神短少者，子母不能治也。

甘连汤方五十三

甘草五钱　川连一钱，炒　干姜一钱

水煎，温服。

第四十九胎前血漏

有孕红来如行经应期一至，此是漏胎。宜小乌金丸。

小乌金丸方五十四

海金沙三钱，煅　僵蚕　侧柏叶　小茴香　百草霜　川芎各五钱　防风　当归各八钱　厚朴六钱　苍术四钱

用早米糊为丸，白滚汤送百粒。

第五十胎前带白

乃胎气虚弱，先用白扁豆花炒，酒服，后用闭日丸即愈。

闭日丸①方五十五

龙骨　海螵蛸　牡蛎　赤石脂各五钱

米糊为丸，酒送百粒。

第五十一胎前赤带

漏红如猪血水，日夜不止。其妇精神短少，急用侧柏叶丸。

---

①　闭日丸：《竹林寺女科秘传》作"闭白丸"。

侧柏叶丸方_{五十六}

侧柏叶　黄芩_{各四两}

炼蜜为丸，白滚汤送百粒即愈。

第五十二胎前气紧咳嗽

凡气紧动红久嗽不止，其红每月应期而来，日午心热、气紧，人皆作痨治不效，先用逍遥散退热，后用紫菀汤。二方俱详第四症内。

第五十三胎前动血

此因饮食，跌伤，恶血破来如水不止，急用艾胶汤立止血，次用安胎散固胎。体壮者二三帖可愈，瘦弱者不治。艾胶汤方详二十六症，安胎散方详四^①十五症。

第五十四胎前小便不通

此症名为转胞，急用车前八珍散，如八珍散不效，再用八味丸。

车前八珍散方_{五十七}

白茯苓　白术_{土炒}　当归　川芎_{各二钱}　人参　白芍_{各一钱五分}　车前　熟地_{各一钱}　炙甘草_{八分}

水煎，温服。

八味丸方_{五十八}

萸肉　泽泻　丹皮_{各八钱一分}　附子　甘草_{各三钱}　熟地_{一钱八分}

---

① 四：原作"二"，据前文改。

山药一钱　肉桂五分

汤、丸俱可用。

第五十五胎前小产

怀孕三五月、七八月皆曰小产。若不调治恐再孕亦然，宜用益母丸治之。

益母丸方五十九

益母草四两　当归四两

炼蜜为丸，空心白滚汤送下。

第五十六胎前怔忡

心常恍惚，遍身烦热，乃气血衰弱，受孕之故。宜用朱砂汤。

朱砂汤方六十

猪心一个，不下水，用水一碗煎汤，研朱砂一钱，调服。

第五十七胎前浮肿

此气血衰，切忌通利之药，恐伤胎也。用大腹皮汤为主。

大腹皮汤方六十一

大腹皮　五加皮　陈皮　青皮　姜皮各一钱

水煎，空心服。

第五十八胎前遍身酸懒

此症面黄瘦，不思饮食，精神困倦，形容憔悴，因血少不胜，难养胎气。宜用四物汤。

四物汤方六十二

当归　川芎　熟地各二[①]钱　芍药八分

水煎，温服。

第五十九胎前阴户肿

乃胎不运动而致，宜顺血散治之。

诃子

水一钟，煎七分，温服。

第六十胎前下血动胎

若妇人壮盛者，三五日内急以安胎散救之，若形瘦者，有冷汗，面色如灰，四肢无力，乃积久之病，神色已去，不必医治。安胎散详四十五症。

第六十一胎前脚痛

此症乃血气衰弱，下元又虚，亦兼风邪。宜用止血行气之剂。须乌药顺气散治之。乌药顺气散方详二十二症内。

第六十二胎前中风

牙关紧闭，痰气壅满，不知人事，因食生冷，兼坐风中而至，用黄蜡膏搽上牙关，再进排风汤三帖。

黄蜡膏方六十三

黄蜡　枯矾　麻黄

---

① 二：慈溪本作"一"。

以上各等分为末，共熔化擦牙上。

排风汤方六十四

防风　白术　白鲜皮　甘草　川芎　当归　茯苓　独活各八
分　麻黄四分　姜三片　枣二枚

水煎服。

第六十三胎前瘫痪

此症手足不能动，乃胃中有痰，凝聚血气所致。宜用乌药顺
气散，方详二十二症内。

第六十四胎前腰痛

此乃血荫胎，不能养肾，肾水不足，以致腰痛。宜用猪
肾丸。

猪肾丸方六十五

猪腰子二个　青盐四钱，入腰子内蒸，煨干为末

蜜丸，空心酒服即愈。

第六十五胎前头痛

此乃寒邪入脑，阳气衰也。宜投芎芷汤，三服即安。

芎芷汤方六十六

川芎　白芍　白芷　菊花　藁本　茯苓各八分　甘草九分　姜
三片

煎服。

如不止加细辛八分，原有头风病者不能即愈。

第六十六胎前泄泻

此症随四时治之，再宜临症斟酌。春宜平胃散；夏宜三和汤；秋宜藿香正气汤；冬宜理中汤。

平胃散方六十七

茯苓　炙甘草　山药　广皮各等分

三和汤、藿香正气汤、理中汤，其方未载。

第六十七胎前心痛不可忍

亦是胎气不顺，宜顺胎散治之。

顺胎散方六十八

草果一个　玄胡八分　五灵脂一钱　滑石八分

酒煎，半饥服。

第六十八胎前忽倒地

此乃血养儿胎，母欠精神，承胎不住，目花眼昏，一时倒地。不须服药，只饮食补之可也。

第六十九胎前大便虚急

此症脾土燥，大肠涩。只宜理脾通大肠，不可用硝黄，宜用枳实汤。

枳实汤方六十九

枳实二两

水二碗，煎七分，不拘时服。

第七十胎前遍身瘙痒出风脾

此症有风，不可服药，用樟脑酒调，擦之自愈。

第七十一胎前阴门痒甚

此症有孕，房事不节，阳精留蓄，因而作痒。宜川椒白芷汤
并洗之。

川椒白芷汤方七十

川椒一两　白芷一两五钱

水煎服。渣煎洗之。

第七十二胎前乳肿

或两乳或一乳肿痛，作冷作热，名为内吹。用皂角一条烧灰
存性，酒送下立消，不复发矣。

第七十三胎前咽痛

此乃寒攻下咽，胃有痰涎，宜去寒化痰。用升麻桔梗汤，二
剂即安。

升麻桔梗汤方七十一

升麻　桔梗　甘草各八分　防风　元参各一钱

水煎服。

第七十四胎前消渴

此乃血少，三焦火炽而然。宜四物汤加生地、川柏，共六味
丸自愈。四物汤方详五十八。

第七十五胎前耳鸣

此乃肾虚。宜猪肾丸，方详六十四。

第七十六胎前不降生

临产水干，孩子不下，用益母散生其水，水至胎下，若闭不生者死。

益母散方七十二

白芷　当归　滑石各一钱　益母三分　肉桂八分　麝香一分

水煎，温服。

第七十七秘传速产

用高墙上蛇蜕一条，要头向下者佳。瓦上焙干为末一钱，加麝香三分，乳调为膏，贴脐上，即产速去，切不可久贴。

第七十八胎衣不下

此症多因身弱血少水干而胎衣不下，宜用川归汤。在胸膈者难治。若在小腹，用破灵丹。妇人面色青黄，口舌黑，指甲青，此子死也。当用朝烂散打下死胎，急救其母。若面色青黄，指甲红色，其子久生，不可轻用破灵丹。

川归汤方七十三

川芎二钱　当归一钱　益母草二钱

取汁和老酒煎服，即下。

破灵丹方七十四

红花　苏木各五分

无灰酒煎服。

朝烂散方未载。

第七十九产后血气痛

此乃余血不尽，腹中痛，遍身热。恶血在腹，当去其血，则热自退。宜红花当归散[①]方。详第六症。

第八十产后血尽作痛

此乃腹中虚痛，若有潮热，亦是虚潮。宜四物汤加乌药。四物汤方详五十八症内。

第八十一产后恶血发热

此乃内伤、外感之症。其方未载。

第八十二产后咳嗽

此乃产后伤风变为咳嗽，宜小青龙丹。

小青龙丹方 七十五

甘草　干姜各五分　五味三分　杏仁一钱五分　半夏一钱　姜三片
水煎服。

第八十三产后子宫突出

用鲤鱼烧灰，调清油，搽之即愈。

---

① 红花当归散：应指第六症的"红花散"。

第八十四产后瘕疽突出

先用连翘散，后用黄蜡膏，立效。

连翘散方_{七十六}

黄芪_炙　花粉　连翘　防风　栀子_{各一钱}　甘草_{三分}

水煎服。

黄蜡膏，方详六十二症内。

第八十五产后一月恶露重来

如血水不止，昏迷倒地不知人事，此乃生产一月，夫妇交媾动摇骨节，以此血崩不止，急用金拘散，方详第七症内。

第八十六产后气急

或泄泻，气紧不止，烦热口渴，此乃内虚外热，必死之症。

第八十七产后舌黑如尘

口干绝无津液，此乃肾败，必死之症。

第八十八产后谵语又水泻

此乃恶血攻心，上盛下虚，必死之症。

第八十九产后吊阴、产后浮肿

俱详调经门第一症内^①。

第九十难产方

用活雄鼠肾一对，加麝香三分，捣烂，分作三丸，好朱砂为衣，白滚汤送下一丸。男左手，女右手握出，如死胎头顶也。

按此方屡经奇验，丸出急用清水洗净，尚可再用一次，收藏不可轻泄其气。

第九十一凡人难得受孕

未期之时先服此方。

白归身二钱　川芎一钱五分　覆盆子一钱，炒研　熟地三钱　白芍酒炒，二钱　川断去芦，二钱　砂仁肉一钱四分　香附米二钱　杜仲二钱，炒　广皮一钱　丹参二钱　姜一片　黑枣二枚

空心热服。临期去黑枣、熟地，加红花一钱五分，苏木三钱，打碎，陈老酒一杯，服二帖。口忌净为要。

---

① 第一症内：前文第一症为"经前"，似不能前后对应。《竹林寺女科秘传》此条作"产后吊阴与经门第十七症同治即愈"；《竹林寺女科证治》调经门有"经来吊阴痛""经来浮肿"，可参。

世秘资生丹方

治产后各项经脉之丸方。

归身_{酒洗} 川芎_{酒洗} 香附米_{去毛，醋炒，忌铁器} 苍术_{米泔水浸炒} 玄胡_炒 蒲黄_炒 白茯苓_{去皮} 桃仁_{去皮尖} 淮熟地_{酒蒸净}。以上各一两 山茱萸_{去核} 地榆_{酒洗} 五灵脂_{醋浸，瓦焙} 羌活 甘草_炙 白芍_{酒炒} 人参 陈皮 牛膝_{去芦}。以上各五钱 三棱_{醋浸透，纸包煨，五钱} 白术_{土炒} 青皮 木瓜_{各三钱} 良姜_{四钱} 乳香_{去油} 没药_{去油} 木香_{各一钱} 天台乌药_{一钱五分} 益母草一①_{两五钱，忌铁器} 阿胶_{蛤粉炒成珠，八钱}

上药各制净，照分两配匀为极细末，用大黄膏为丸。

大黄膏方

锦纹大黄一斤_{去黑皮为极细末} 苏木_{三两，劈碎} 河水_{五碗，熬取三碗} 红花_{三两}

炒黄色，入好酒一大壶同煮六七②碗，去渣存汁，另黑豆三升，用河水熬汁三碗。

---

① 一：同治本作"二"。
② 六七：慈溪本作"五六"。

凡修合时务要虔心，并忌妇人、鸡犬、孝服，人不见之处方妙。先将大黄末入锅内，用米醋五碗，搅匀熬至滴水成珠，又下醋四五碗熬，如此三次取膏，即入红花酒、苏木汤、黑豆汁搅开大黄膏，再熬成膏。取出瓦盆盛之，即将此锅粑焙干为末，与前资生丹药末和匀，即将大黄膏为丸如弹子大，每一丸临用擂为细末，好酒调服，不拘时候，妙妙！各项产后症，并所用之，引开列于后。

一治子死腹中。娠母因染病，六七日间经传脏腑热极，以致子死母身，堕在脐下，不得分离，命在须臾，急服三丸，胸气热即生矣。

二因胎气以成子食母血。临月足余血成块，俗呼为鬼枕，临产时鬼枕先破，血裹其子故难产耳。此药随去衣中败血，须臾生下。其横生逆生，胎衣不下等同。

三胎衣不下母子分解讫。母受其产血入中衣被血所胀，因此胎衣不下，令人汤水不进，胀闷，烦急，化服三丸随去衣中败血，自然即下。

四产后血晕，起床不得，眼目昏花，产后三日气血未定，还入五脏，奔血于肝，医者不识呼为暗风，用此丹即愈。

五产后口干心闷。产后六七日以母血气未定，缘三日后食面物，瘀血结聚在心，是以烦渴。医者呼为胸膛壅胀。服此丹即愈。

六产后寒热似疟。缘产后虚羸，血瘀心肺，则热入脾胃，则寒热极反渴，不识者呼为疟疾，误损多矣。服此丹效之。

七产后四肢浮肿。因败血走注五脏，转满四肢，停留回转不得，变为浮肿。不识者呼为水肿，不知水肿与血肿不同。水肿气急而小便涩，血肿气满而四肢寒。服此丹随去败血，后服别药调理气血。

八产后血邪如见鬼神，癫狂，言语无度。产后血邪，热气冲心，因物触动，所以心上烦躁，言语癫狂，若医者不识呼为风邪则误矣。急服此丹治之。

九产后失音不语。心有七孔三毛，败血入心，被血所闷，言语不得，故医者不识呼为脱阴脱阳。失音虽是难治，殊不知审妊妇经脉行与不行，顺与不顺，致心气妄行流入心孔。宜服此丹即愈。

十产后泻痢。未盈①月妊妇误食酸盐冷坚之物，与血相搏流入大肠，不得克化，或泻脓血，或作污刺，不得安稳。服此丹即愈。

十一产后骨节酸疼。缘生产百骨肢节开张，产后败血流入诸处停留日久，结聚不散，是以百节酸疼。不识者治以风湿，误损多矣。但服此丹其凝血即愈。

十二产后小便尿血似鸡肝。因妊妇月中将息失宜，饮食不得应口，兼以郁怒，以致败血流入小肠，闭却小②道，是以小便肠涩。结形似鸡肝，流入大肠遂致大涩难医。不识者呼为五脏淋漓。伤心肝以致瘀血成块，形如鸡肝，殊不知败血入肠，闭涩水谷道，以致如此。服此丹即愈。

十三产后崩中。因产后败血恶气未止之间，宜服药调理五脏；或食酸咸生冷寒热不一，因此荣卫不得调和，以致宫中便作崩漏，形色如肝，浑身潮热，背膊拘急，胸口中闷。医者不识呼

---

① 盈：同治本、慈溪本皆作"满"。

② 小：同治本作"水"，义胜。

为崩中。但妇人癸水将至,暴下不止,愆期过度,故曰崩漏。今妊妇血气正行,失于保养,以成此病。但服此丹三丸即愈。

十四产后胸膈气呕逆不定。因产后血停于脾胃,食满冲心之气不平,胸膈胀满呕吐偏多,不识者呼为翻胃。是以谷气为主,胃喜容受而不运动,伤胃心而不容饮馔,故曰翻胃。妊妇停血于脾,心气相冲而为呕逆,何得①谓之翻胃?但服此丹二三丸即愈,百发百中。

十五产后咳嗽,四肢寒热,心闷口干,浑身烦躁,睡梦多惊,体虚无力,经水不来名曰血闭。腹痛面赤,因此难治。变作骨蒸,治须仔细。若服此丹不应,纵有再生之术不能治也。

十六产后喉中似蟾鸣。败血冲遏于心,转入于肺。肺主气,血冲心,气与血俱结成一块于喉中,声似蟾鸣,人以为怪。得此症者十不救一,服此丹可愈。

十七产后面黄舌干,鼻口流血,遍身血点,绕顶生斑。缘产后血败,五脏六腑皆满,流入肌肤,败血走流四肢,热结便住,转还不得,故有此疾,可畏可惧。此症十无一生。服此丹可愈。

十八产后便涩,腰痛似角弓。妊妇百日之外血气方满,今在月中七日以外,食油面爽口之物,以致烦躁不得安宁,因循不肯服药,兼伤房事,或久病后坐卧当风,取其一时之快,不肯房事将息,宜乎有此病也。急服此丹即愈。

治产后小便赤涩,大便滞②迟不通。服此丹即愈。

治经脉不通。妇人经脉犹之沟渠也,沟渠壅塞则水道不行,妇人气闭则经水不通。切不可因循养病而丧躯,要急服此丹以流

---

① 得:同治本无此字。
② 滞:同治本作“满”。

通之，保其天和，遂其化工美哉！妙哉！

治室女经瘕不通。室女经脉与妇人不同，隐匿于胞络，渐入子宫，至十三四岁出现，始知人事，苟或喜怒寒湿温热失宜，以此经不通。瘕，干涸也，宫中癸水不行，犹地之水瘀逆而干涸也。室女身中亦犹是也。《易》曰：天一生水，地六成之。先服四物汤三五帖，使癸水生于宫中，然后服此丹引导流通，勿可听庸医作痨瘵治也。

四物汤方详第二症^①内。

治经行腹中疼痛，妇人每遇经来而脐腹撮痛者，益冲任两脉弱而血海与小肠二经虚，而受风便下之际，血气搏于风冷相攻而痛，但服此丹即愈。

治产后头疼，身热有汗，谓之伤风。加桂枝二分，姜、葱煎汤化服立愈。

治产后咳嗽，头疼，身热无汗，谓之伤寒。加麻黄末三分，葱、姜煎汤化服立愈。

治产后无乳，加天花粉二分，归身三分，穿山甲三分, 炙黄，俱为末入酒内化服，不拘时吃乳，母要揉奶千余转，其乳即如泉涌。

治室女经瘕不通，加蓬术三分，姜黄末五分，赤芍二分，天花粉四分。俱为末，同入酒内化开，不拘时服，经自然通矣。

治妇人月信前后不一，空心酒化服即准。

治妇人血气肚痛疼，上下走痛，宜服此丹。忌酸咸生冷等物。

宁
坤
秘
笈

34

---

① 第二症：前第二症为"理经四物汤"，"四物汤"见第五十八症。

救生丸方

治产后胎衣不下，恶血奔心，迷闷不苏，此丸可以预合以备用，济世之简捷良方也。

大附子一个，泡去皮脐，制为末　干漆二钱，为末和匀　大黄五钱

为极细末，酒醋熬成膏，和前二味为丸如桐子大，每服三十丸淡酸汤下，一时连进三服，胎衣即下如神。

治产后血结痛方屡验

生蒲黄五分　川芎五分　白术五分　神曲五分　陈皮四分　桃仁五分，去皮尖　甘草四分　香附一钱五分，童便炒　归尾一钱五分

用水一碗半，煎七分，服。

救苦三方

妇人阴痒

吴茱萸　苦参　蛇床子各一两

用水浓煎，熏洗，即愈。

妇人阴中生虫

生猪肝一片，用针刺多孔，或鸡肝亦可，纳入阴中，虫自引出，数次即愈。仍用前方洗之。

妇人翻花

此症因真阴不足，或欲事过多，阴户翻出，只可仰卧，身不能转，疼痛异常。

用大鳖一个，重二斤者，破去肠杂，连头整个水煮极烂，将汁碗盛，用旧绢蘸汁滴患处，使其渗入，其骨连头项煅灰研末，夜间拭净掺之，其肉作羹令病者食之，三日即愈。或老年脱肛，诸药不能治者，用此方亦神效。

胎产奇方

全当归一钱五分，洗　川芎一钱五分　羌活三分　厚朴七分，姜汁炒　荆芥穗八分　菟丝子一钱五分，酒泡，晒干　枳壳六分，去穰，麸炒　生黄芪八分　川贝母一钱，去心　白芍二钱，冬月用一钱，酒炒　蕲艾七分，醋炒　细甘草五分

引用老姜皮二片，水二杯，煎八分，渣再加水一杯半，煎六分，空心服。临产者随时服。以上照方逐件炮制，秤准煎服，无不奇验。

此方专治一切胎产症候，未产者能安胎，临产者能催生，倘有怀孕伤胎，不拘月数，腰痛、腹痛，服此即愈。其有见红，势欲小产者，危急之际，一服立愈，再服全安。如有十月满足，交骨不开，横生逆生，或婴儿死于腹中者，此药服之，立刻即下，每月不过二剂。若孕至九十月间，预服两剂，临盆容易，后患皆无。此乃异人所授传，此经验济人，功世不可轻忽。

产后生化汤论 即竹林寺传秘本

产后血气暴虚，理当大补。但恶露未尽，用补须知无滞血，能化又能生，攻块无损元气，行中又得补，方为万全无失。世以芎、归、芍、地四物汤理产，误人多矣。因地黄性寒，芍药酸敛，滞血故也。产后恶露作块痛，名曰儿枕。世多专用消散，然后议补。又有消补浑施，终无成效。不知旧血虽当消化，新血亦当生养，若专攻旧血，则新血亦不宁矣。世以济坤丹，又名回生丹，治以攻血块，下胞胎，虽见速效，其元气未免亏损，即幸平安，究非良剂也。不得已而用之下胞胎，只可一丸，不可多服。夫生化汤因药性功用而立名也。夫产后血块当消，新血宜生。若专消则新血不宁；专生则旧血反滞。考药性，芎、归、桃仁三品善破恶血，骤生新血，佐以炙黑干姜、甘草引三品入肺肝，生血理气，五味共方，则行中有补，化中有生，实产后之要药也，故名生化汤。

凡病起于血气之衰，脾胃之虚，而产后血气之虚尤甚。是以丹溪先生论产，必当大补血气为先，虽兼他症，以末治之，此三言者已尽医产大旨，若能扩充用药立方，则治产可以无大过矣。夫产后忧惊劳倦，血气暴虚，诸症乘虚易入，如有气勿专耗散，有食勿专消导，热不可用芩连，寒不可用桂附。寒则血块停滞，热则新血崩流。至若虚中外感，见三阳表症之多，似可汗也，在产后而用麻黄，则重竭其阳；见三阴里症之多，似宜下也，在产后而用承气，则重亡阴血。耳聋、胁痛，乃肾肝恶血之停，休用柴胡。谵语汗出，乃元弱似邪之症，毋同胃实。厥由阳气之衰，无分寒弱，非大补不能回阳而起弱。痹因阴血之亏，不论刚弱，非滋荣不能舒筋而活络。又乍寒乍热，发作有期，类疟也。若以疟治，则迁延难愈。神不守舍，言语无伦，病似邪也。若以邪论，危亡可待。去血多而大便结燥，苁蓉加于生化，非润肠承气汤之能通。患汗多而小便短涩，六君子倍多参芪，必生津助液之可利，加参生化频服，救产后之危。长生活络屡用，苏绝谷^①之人。颓疝脱肛，多是气虚下陷，补中益气之汤堪用。口噤拳挛，乃因血燥类疯，加参生化之汤宜服。产户入风而痛甚，服宜羌活养荣方。玉门寒冷而不闭，洗宜床菟萸硫类。怔忡惊悸，生化汤加定志。似邪恍惚，安神丸助归脾。因气而满闷虚烦，生化汤加木香为佐。因食而酸嗳恶食，六君子加神曲、麦芽为良。苏木、莪蓬^②，大能破血。青皮、壳、实，最消胀满。一应耗血散气之剂，汗吐下之用，可施于少壮，岂宜用于胎产？大抵新产之后，先问恶露如何？块痛未可遽加芪术。腹中痛止，补中益气无疑。至若亡阳脱汗，气虚喘促，频服生化加参，是从权也。又以阴亡大热，血崩厥晕，连煎生化原方，乃救急也。王太仆云：治下补

① 绝谷：断绝进食，形容病势危重。
② 莪蓬：指三棱、莪术。

卷中　产后生化汤论　39

下，制以缓急，缓则道路远而力微，急则气味厚而力重，故治产当遵丹溪，而固本服法，宜效太仆而频加，凡擅回生之奇术，须着意以拯危，欲求俯仰之无惭，心实心以济物，此虽未尽产症之详，然见症立方，皆援近乡治验为据，未必无小补耳。

产后血块，是孕成余血之所积也。夫妇人血耗气衰，二七而天癸至，三旬一见，以象月盈则亏也。行之有常曰经。有孕则经不行，其余血注于胞中，以护胎元。一月始名胚，二月始名膏，三月成形而名曰胎。方受母之荫庇，胎形尚小，食母血尚有余汁，前两月并积于胞中，月久成块，至产当随儿下。多有产妇送儿送胞，劳倦无力，或失调护，腹欠温暖，至块痛日久不散。幸勿轻服攻血峻剂，姜、椒、艾、酒，过于大热，新血未免亏损。治法频服生化汤几帖以助血兼行，外有热衣暖腹可也。一时俗治血块，用生地、红花以行之，苏木、牛膝以攻之。治气胀用乌药、香附以顺之，枳壳、厚朴以舒之，甚有青皮、枳实以下气定喘。芩、连、栀、柏以退热除烦。至若血枯大便艰实，反用承气下之而愈结。汗多小便短涩，反用五苓通之而愈闷。其有偏执，罔知固本。或有惜费不治，或有卜医相通，误荐人而致夭折者，不可胜计。有谓山楂能消血块，却害弱人，频服两三帖，必死无疑。

生化汤，凡有孕至七八月者，预制两三帖，至胞衣一破，速前一帖，候儿下地即服。不论正产小产，虽少壮产妇，平安无恙，亦宜服两帖以消血块，生长新血。

生化汤原方

川芎四钱　当归八钱,酒浸　甘草五分,炙　干姜四分,炒黑存性

桃仁去皮，十粒

　　水二钟，煎七分，和酒六七茶匙，稍热服。渣并后帖再煎，两帖共三煎，要在一两个时辰内，未进饮食之先，相继煎服。因下焦恶露，服多而频，则速化而骤长新血，自免晕症，其胎前素弱，产后劳倦，又当再制两帖，以防怠倦。且产妇服一帖，便长精神几分，不厌药之频也。若虚人见危症，又热症堕胎，或劳甚身热头痛，服四五帖虽稍安，未除血痛，又当再制服之。产后七日内未曾服生化汤，血块痛未除，仍用生化以消块止痛。新产后及三日，服生化汤二三帖，痛块未除，再照前方服几帖，自然块消痛止。新血长旺，精神自复矣。

　　产后七日内血块未除，未可加参、芪、白术。如用之痛不止，才分娩，或一二日内血块痛未止，其产妇血气虚脱，或晕或汗多而厥，或形色脱去，口气渐冷，或烦渴不止，或气喘气急。勿论块痛，且从权多用参芪生化汤，以扶危急。暑月产妇，服生化汤以除块痛，外用热衣暖腹。若失盖护，虽服药痛块亦不止，产后大便八九日不通，由血少肠燥故也。宜多服生化加麻仁以通润之。服芎归以斤数，自然通矣。虚加人参二三钱，慎勿以大黄下之。

　　产后一二日内，服生化汤三四帖，块觉减，其痛可揉按而定者，虚也。宜生化汤加人参三钱。

　　产后七日内，感寒伤冷物，血块凝结痛，生化汤内加肉桂五六分，至半月或一月以上凝结，三消丸补汤送。

　　产后晕厥，脉脱、形脱、口冷诸危急症，从权惟参可救。肥人有痰，或暴怒卒中，生化汤加竹沥、姜汁。

　　产后危急十症：总开于下，以便乡村僻远不须求医。

产儿下，产母血晕，速服生化汤三四帖，连服神效。且服一帖，产妇自觉精神，不厌进药之频也。

产妇禀弱，及胎前症虚，产毕倦晕，速服生化汤一帖，第二帖加人参二三钱在生化汤内，连服二三帖，以救危急。

产后血崩，血晕脱，速服生化汤。

分娩后汗浸浸然出，气短神昏，乃危症也。速服生化汤二帖，头煎后加人参二三钱，在第二帖内以救急，胎前泻，产后不止，昏倦同治。

产后身热汗出，气促咽塞不舒，乃危症也。先服生化汤一帖完，又连服加人参生化汤，庶可回生。

产后血崩晕倦，其身心温暖，挖开口速灌加参生化汤救之。如不咽用鹅毛管插入喉中灌之。

产后手足冷而厥，或口燥渴，乃大虚危症。须大补可回生。服加参生化汤，渴用人参麦冬散作茶。

血崩既脱，烦躁不宁，目瞑似邪，言语不正，速服生化汤头煎后，服定志养荣汤，毋信邪以惊之。

产后日久不食，服药即吐，必须独参二三钱，着姜三片，白米一大撮，水煎服，以安胃气。夫胃所喜者惟谷，日久不食，胃气已虚，岂胜药气，煎参须另用新罐煎之。

产后手足冷发厥，由阴气虚，阳气亦虚，两虚则手足冷而发厥。经曰：阳气衰于下则为寒厥，厥气上行满脉去形，盖逆气上满于经络，则神气浮越去身而散也。用加味生化理中汤。

川芎一钱　当归三钱　干姜五分, 炙黑　甘草五分, 炙　人参三钱
黄芪一钱

服参芪而厥回，痛块未除，暂减参芪以除痛块。痛块除，仍

加参、芪、桃仁十五粒，姜水煎服。渴加参麦散。

参麦散方

人参一钱　门冬一钱　五味子十粒

手足冷，口气渐冷加熟附子五分，人参共加二三钱，痰加橘红五分，竹沥半酒盏，姜汁二匙；汗加黄芪一钱；血块痛加肉桂五分；虚弱甚加人参三四钱。大便不通加麻仁一钱五分，再服五仁丸。虽热不可用承气汤，寒厥不可用四逆汤，热厥不可用白虎汤，大抵产后厥症气血两虚多脱，用药必大补少佐丹、桂回阳可也。

产后厥渴甚，以独参煎汤代茶，每煎人参三四钱。

胎衣不下：由产母才儿出，无力送衣，又有经时停久，外乘冷气，则血道凝涩而衣不下。又产母胎前素弱，气血固涸而衣停，速煎生化汤大料，连进二三钟，使血旺腹和而衣自下。兼送益母丸一法也，次用鹿角灰二法也，后开方俱可用。

益母丸方

益母草端午后小白日收，当风处挂阴干，石臼捣为末，蜜丸如弹子大，临服时搯①散，盏盛，汤锅炖热，生化汤送下。

---

① 搯（tāo 涛）：掏。

调护法

儿下胎衣不下，产妇未免坐守，不可睡倒，必先断脐带，用草鞋滞之。如寒月扶产妇至床倚入坐，被盖火笼，被中热衣暖腹，胞下后防虚，必须速服生化汤二盏，不可厌药频，自有妙处。

济坤丹下胎衣极妙，不可多服。至二三丸一丸为度。丹溪《纂要》下胎衣用朴硝神效，虚弱人反有害，夫产儿后腹内空虚，非虚弱而何？必非先生所定之方，乃门下人附增耳。济坤丹列后，如圣膏方，用蓖麻子二两，雄黄二钱，二味研成膏，涂母足心，胎衣即下。

加参生化汤方

治产后诸危急症通用，一日一夜须连服三四帖。若照常服，一日一帖，岂能接将绝之气，救危急之症哉！

川芎四钱　当归八钱　干姜四分，炒黑　甘草五分，炙　桃仁制，十粒，去皮　人参二钱

虚脱厥去汗多，加参三四钱，枣汤煎服。加减法：脉与形俱脱将绝，必服此方，频灌救，加参四五钱于生化汤内。

分娩后手足厥冷发汗，服生化汤加参①三四钱，兼汗亦止加

---

① 参：同治本作"人参"。

参、麦冬一钱，左右脉脱亦加参。

产后汗多加参三四钱，汗多渴甚加参并麦冬三钱。汗多痰喘加竹沥、姜汁、杏仁十粒。汗多喘嗽声重加桔梗、杏仁五分。无汗喘嗽气短加半夏一钱、杏仁十粒、桔梗五分。汗多身热气短加参。汗不止，三四剂后加黄芪一钱。凡产三日内块痛未除，人参当缓用，遇危急加参可救。如病势有生意，又当减参，止服生化汤原方。

加味生化汤方

治产后气短似喘非喘，气不相接续也。有兼热，有兼痰，有兼一二症而气短促危急之症也。当大补血气为主，虽兼风寒之邪，而有头痛发热恶寒之症，唯当重产，且生化汤有芎、姜，再佐以表剂极稳当，专门伤寒者慎勿发散。丹溪云：产后切不可发表。

川芎一钱　当归二钱五分　炙甘草五分　干姜四分　桃仁十粒　人参二钱　枣仁一钱

加参生化汤方

治产后汗出气短。

人参三钱　桃仁十粒　黄麻根一钱　枣仁一钱，炒　浮麦一撮

渴加麦冬一钱，五味子十粒；嗽加杏仁十粒，桔梗五分；痰加竹沥一酒盏，姜汁半匙；汗多加黄芪一钱。

加味生化汤方

治产后气短，痰嗽声重，汗出。

川芎一钱　当归三钱　炙甘草四分　杏仁十粒，去皮尖　枣仁一钱，炒　桔梗四分　人参二钱　半夏八分

痰多加黄芪一钱，前症汗多加黄芪并参，如块痛不除暂停，参芪以定块。

产后汗多微喘气短，出言懒倦之甚，是气虚血脱，速服前药，外须时用醋炭以防晕。

加味补中益气汤方

此方须服生化汤原方三帖，后才可用补中益气汤。如块痛服之不止。

人参二钱　当归三钱　炙甘草五分　川芎一钱　陈皮三分　黄芪八分　山药一钱　麦冬一钱

渴加五味子十粒；血块作痛加桃仁十粒；小便不通加茯苓八分。切不可用猪苓、泽泻、木通致亡津液。只可用茯苓。

产后头痛发热，气急发喘，有汗或喘甚者，是血气暴竭，或坐褥久劳所致，当急煎生化万安汤，渐加人参治之。勿视为气实发喘，误投降气顺气等药。

加味生化汤方 ①

治产后头痛发热，气急喘汗。

川芎二钱　当归三钱　人参三四钱　炙甘草五分　陈皮三分　杏仁七粒，去皮尖

七日内用黄芪三钱，枣仁一钱，麦冬一钱。

---

① 加味生化汤方：据前文应为"生化万安汤"，存疑。

夫产后喘汗危症也。人多疑参助喘而不敢用，致不救者多矣。今加芎归汤内万全无失，有等不知用参，俗医阻误病家，即有少用参，多加陈皮、枳壳监制之，反①从耗散，切不可信。宁用独参汤万全无失，产后气血虚极，产毕即有汗，必先服胎前预制生化汤两三帖，服完块消痛止，然后服调卫止汗汤。

调卫止汗汤方

内黄麻根②不可误。用麻黄根善发汗，产后最忌发汗。

黄芪一钱　当归二钱　黄麻根一钱　炙甘草五分　防风三钱　人参一钱五分, 虚甚二三钱　桂枝四分, 七日外减桂枝　枣一枚

汗多而渴，回液生脉，加麦冬一钱，五味子十粒。汗多小便不利，津液不足，勿用利水药。有痰勿用半夏、生姜，只可用橘红四分。

产后气血暴竭，虚汗溅溅然，形色俱脱，乃危急症也。难拘常法，先定痛块，从权用调卫止汗汤二三帖，以救危急。待产妇稍有精神，又减参芪，以除块痛。

调卫从权参芪方

黄芪一钱五分　人参三四钱　黄麻根一钱五分　当归一钱　炙甘草五分　防风二分　桂枝五分

汗少去之，加桂加参；块亦不痛，枣三枚，水煎服。禁用半夏、生姜汁，加麦冬、五味子。

---

① 反：原作"皮"，据同治本改。

② 黄麻根：为椴树科植物黄麻的根，功效利湿通淋，止血止泻。麻黄根，固表止汗，常用于自汗、盗汗。此处具体用药存疑。

寒热往来，勿用柴胡等。头痛发热，勿用麻黄、芩、连、柏。产后汗多，当作亡阴论，阴亡则阳亦随而亡矣。岂不危哉！急服前方，自然安矣。

产后气短自喘，血气犹未竭。补剂可少缓，必先服生化汤一二帖，以行块定痛，然后加参。其产劳甚，及血大崩，形色又脱而喘急，诚危急之症也。难论块痛，急于生化汤内就加参三四钱以救危急，当于一时内连进两帖，迟则难以接续，如一日一帖，死亡立至矣。

加味生化补中益气汤方

川芎一钱　当归三钱　干姜四分　炙甘草五分　人参三钱　桃仁十二枚　茯苓一钱

汗多不可用茯苓，加黄芪一钱。渴加麦冬一钱，五味子十粒。若日久食少，闻药气即呕，及误用寒冷等物，呕不纳谷，用①独参三四钱，生姜二片，和米一撮，水煎服。锅焦粉煎亦可。

汗出气短气喘，虚甚无疑，不受补者难治。

产后汗出，多项强口噤，牙紧筋搐，类伤寒病症，慎勿作伤寒治之。《难经》云：汗多亡阴，阴亡则阳随而亡。故曰：汗多亡阳，产后血脱多汗，亡阴阳之危症也。用加味生化汤治产后汗多。

筋搐方

川芎六分　当归三钱　人参二钱　黄芪一钱　黄麻根一钱　天麻

---

① 用：同治本此前有"并"字。

一钱　甘草四分　防风三分　枣仁一钱　荆芥四分　枣三枚

水煎服。痰加竹沥大半酒盏，姜汁半茶匙。虚甚加人参三四钱，渴加麦冬一钱，五味子十粒。脉脱，精神脱，加人参三四钱，附子四分。大便不通，加麻仁二钱炒，忌姜、葱、煎炒、生冷。

身热勿多用风药，并勿用芩、连、栀、柏。小便不通，因汗多亡津液，勿多用茯苓、猪苓、泽泻、木通利水药。勿用小续命汤、愈风汤，半夏、南星不可多用，勿用邪术符水发尺①。

产后血崩，气脱昏乱将绝，或晕厥，牙关紧，速煎返魂汤灌之。如气欲绝，灌药不下，即将鹅毛插喉，用酒盏盛三四分灌之。如灌下药，腹渐温暖，不拘帖数可活，又用热手从单衣上，由心揉至腹，又常换热衣暖腹。

清神返魂汤方

治产后晕厥危症。

川芎二钱　当归四钱　炙甘草五分　人参一钱　荆芥四分　干姜四分　桃仁十粒，去皮尖　肉桂五分　枣一枚

水煎服。

汗多再加人参一钱，黄芪一钱。两手脉伏，右手脉绝，加麦冬一钱，五味子十粒。如灌药得苏，其血块痛仍未除，减参芪，仍服生化汤以除块定痛，块痛止后加参芪。渴加麦冬一钱，久不食，胃气虚，闻药即吐，可用独参一二钱，水一钟，煎四分，用锅焦末渐引开胃。有痰加竹沥七分，酒半盏，姜汁一匙。泻加茯

---

① 发尺：用于施法的法器。

苓。血块止减桃仁、肉桂。此危症一日须服二三帖，可保终吉，产妇不厌药频。

产后日久，血崩不止，或崩如鸡蛋大，或去血片。宜大补脾胃，升举气血，少加心火之剂。宜用升举大补汤。治产后血崩，并老壮妇人崩淋。

升举大补汤方 [①]

白术三钱　人参二钱　当归二钱五分　顶熟地二钱　黄芪一钱　炙甘草五分　升麻四分　荆芥四分　白芷四分　陈皮四分　炒黄连四分防风三分　黄柏炒褐色，四分　羌活四分

口燥加麦冬一钱，五味子十粒。泄泻去黄柏，加泽泻五分，莲子十粒。有痰加半夏一钱。白带多加半夏、苍术一钱。

泄泻参苓莲子饮方

治产后脾泄不止，并治年久不止脾泄。

人参二钱　白术二钱　白芍八分　当归一钱五分　白茯苓一钱　炙甘草四分　升麻三分　陈皮三分　山药一钱　莲子十二粒，去心　姜二片

水二钟，煎服，就取药内莲子送药。大忌房劳火动。年久脾泄，须服百余帖。甚者腹痛，加干姜炙黑，五分，虚甚加人参三四钱。但此二方有热，切忌栀、柏、芩、连。

产后泻方

产后脾胃虚，产毕即泻，必先服胎前预制生化汤一煎，后即

---

① 升举大补汤方：原缺，据上下文补。

加茯苓一钱五分，桃仁十粒，肉果一个，入①裹煨，去面，去油，诃子皮一钱，莲子十粒，生姜煎服。服后不止，加人参一二钱。小便不通，因泻亡津液，慎毋利水。如渴，加门冬一钱，五味子十粒。

参苓生化汤方

治胎前久泻，产后不止，产妇虚脱，从权服此方以扶其虚。如痛块不止，减参、肉果以除其痛。

川芎一钱　当归二钱　干姜五分　甘草五分　茯苓一钱五分　山药一钱　肉果一个，面裹煨　诃子皮一钱　莲子七粒　人参二钱　糯米一大撮

虚甚加人参三四钱。产后七日外，血块尚痛，亦服此方，血块不痛，加白术二钱，陈皮三分。泻兼热勿用芩、连、栀、柏，有痰勿用半夏、生姜。泻渴用参麦散，以回津液。

痢方

产后七日内外，患赤白痢疾，后重频并，最为难治。欲调气行血，推荡利邪，虑伤产后之元气；欲滋荣益气，大补产虚，又助邪。利之初盛，其行不损元，补不助邪，惟生化汤去干姜，加木香运气，则并治而不悖也。再服加味香连丸，以候一二日，视病势加减，可保无虑。若患褐色，后重频并，丹溪《纂要》中自有论方。其产妇素厚，及一月可用推荡之方，与芩、连寒性之药。若产妇素弱，虽产后一月，未可用峻剂行积。再噤口痢，摘

---

① 入：同治本作"面"，义胜。

刊奇方中，自有方治，慎勿用古方厚朴、枳壳。以治产痢用香连代之。

加减生化汤方

治产妇七日内外，患赤白痢后重频并。

川芎_{二钱}　甘草_{四分}　当归_{四钱}　桃仁_{十粒}　茯苓_{一钱}　陈皮_{五分}
木香_{三分}

水二钟，煎六分，去渣，送香连丸三十粒。

如产后曾服生化汤，产妇精神，可服芩、连、芍药之类。至大黄等药决不可用。其加味香连丸，其摘刊方中。产后血痢久不愈，属阴虚。宜四物汤加参。

加连生化汤方①

产后半月外，患赤痢后重，可服加连生化汤。

川芎_{一钱五分}　当归_{三钱}　白芍_{一钱，酒炒}　黄连_{六分，姜汁炒}　枳
壳_{五分}　甘草_{四分}　茯苓_{一钱}　木香_{三分}

水煎服。

产后泻痢已论立方

大率因初产气血暴竭，必用生化汤加减，未曾论产后泻痢，

---

① 加连生化汤方：原缺，据上下文补。

多由饮食伤脾而得，故重出。余意及治症十方。凡产必先服生化汤行块痛止，可服后方。

一产痢黄色乃脾土真气虚，宜服加味补中益气汤加木香、肉果。

二久泻元气下陷，大便不禁，肛门如脱，宜服六君子加木香、肉果、干姜。

三伤面食，宜服六君子加麦芽，停谷六君子加神曲。

四停食肉，宜服六君子加山楂四个，砂仁四分，神曲一钱炒。

五胃气虚弱泻痢，完谷不化，宜温助胃气，服六君子加肉果一个，木香四分。

六胃气虚，脾气弱，四肢浮肿，宜服补中益气加五皮散。陈、桑、姜、苓、腹等皮各一钱。

七诸症兼呕吐，宜加藿香五分，痰加半夏八分。

八诸症兼小便短涩，加茯苓一钱，泽泻五分，灯心三十根。

九泻久不止，加莲子十枚。

十赤痢去血多，姜炒木香之类不可多用，热则血愈行。血痢久不愈，用人参五钱，香连丸一钱，同为末下。

产后胃气不和

呕吐不止，全不纳谷，分两症，立两方。

安胃行血汤方

治七日血块痛未除，当重块佐以温胃药。

川芎一钱　当归四钱　人参一钱　干姜五分　炙甘草五分　砂仁四分　藿香四分　生姜一片

水煎服。有汗不可用姜。七日内当服生化汤三四帖，血块不痛，呕不纳谷，当服加减亦和汤，呕止减豆蔻。

加减亦和汤方①

川芎一钱　当归一②钱　干姜四分　白豆蔻四分　甘草四分　人参一钱　茯苓一钱　藿香三分　山药一钱五分　陈皮三分

姜水煎服。

又方

人参一钱　当归一钱　茯苓一钱　陈皮三分　藿香三分　丁香三分　甘草四分　白术一钱五分　扁豆二钱

姜水煎服。呕止减丁香，受寒加吴茱萸。

补中和胃汤方

治产后呕吐，服前三方，而胃和呕吐止痛止，但血气不足，食少，宜服此方。

人参　白术　当归　扁豆各二钱　茯苓一钱　甘草　陈皮　干姜各四分　山药一钱四分

---

① 加减亦和汤方：原缺，据上下文补。
② 一：同治本作"二"。

产后膨胀方

产妇素弱，临产又劳，气多不足，心膈多不舒，胃虽纳谷，脾虽转轮。若产毕，随服生化汤，助脾健胃，自无中虚之满，其产后或中虚，虚满臌胀者大率因伤食而误用消导，因气郁而误专顺散，又因多食冷物而停滞恶露，又因血虚大便结燥，误下而愈胀。不知产后血气两虚，血块消后便当大补气血，以补中虚，治者但知伤食，当消气郁，当顺恶露，当攻便结，当下投药一帖，不效复投二帖。病者一医不效，又更一医，其产妇服消耗药多，胃气反损，满闷益增，气不升降，温热助积郁之久，兼成膨胀。医工以为尽技，病家咎于食气，又有喜食橘干橙丁，反满助成，岂知消导佐于补中汤内，则脾强而所伤之食消气散，助血兼行，大便自通而恶露自行矣。屡见误用消食耗气下药，以致绝谷日久者，用长生活命丹而更耗，百试百验，又误而致膨胀者仍用大补益气之剂，而不致夭折，十救八九，治者无以为过，姑先用人参一二钱，送锅焦粉。

乞遵丹溪医案方以救绝谷。

误用益气汤，治产后中气不足，中满或嗳气虚饱，及误服耗气顺气药，致成膨胀危急症。

胀方

人参二钱　白术三钱　当归三钱　茯苓一钱五分　甘草三分　川芎七分　陈皮　大腹皮各四分

腹胁痛或块痛，加砂仁五分。如伤面食，加麦芽五分。如伤冷粉、梨、橘，腹大痛，加吴茱萸一钱。

养生化滞汤方

治产后大便不便，误服大黄等药致成膨胀，或腹中血块痛不止。

川芎一钱　白芍一钱　人参一钱　茯苓一钱　当归四钱　陈皮四分　甘草二分　桃仁十粒　香附三分　大腹皮五分　肉苁蓉去甲酒洗，一钱五分

如胀甚再加人参三四钱。如块痛就将药送三消丸。方见后。以上三方大率相同可通用。遵丹溪方加减，屡用治验。常治误用大黄多者，服参归至半斤以上，大便不通，肿胀渐退。

产后嗽

立三方。

产后七日内，外感风寒嗽，鼻塞声重恶寒，宜生化汤加杏仁、桔梗。有痰加天花，勿用麻黄以动汗，如嗽而胁不痛，勿用柴胡汤。若患火嗽而有声，痰少面赤，勿用凉药。凡产有火有痰，必调理产妇，半月后方可用冷寒之剂。半月前还当重产。丹溪云：产后不可发表，盖因其内虚也。

加味生化汤方

治产后感风寒嗽，鼻塞声重。

川芎一钱　当归二钱五分　杏仁十粒　甘草四分　干姜四分　桔梗

四分　知母八分

有痰加天花粉，姜水煎服。虚弱有汗，嗽加参一钱。

加参宁肺生化汤

治产弱，产妇旬日内，患感风寒，声重有痰，或身热头痛，或汗多，服此方。

川芎　白芍　知母　诃子皮　瓜蒌仁各一钱　当归三钱　生地一钱　兜铃四分　桔梗　甘草各四分　款冬花六分

煎服。

产后类疟症

分二症，立三方。

产后半月内，寒热往来，或午后，或日晡，或夜间发热，其发有期类疟。此由气血并竭，阳虚寒作而阴虚发热也。慎勿以疟治。虽柴胡亦不可用，惟调补血气而寒热自除矣。勿用芩、连、柏、栀以退热，勿用草果、槟、常以绝疟。如有汗气短加参芪，热加归参。若产已及一月，亦用人参养胃汤加减调治，外再煎参术膏。

仲景云：寒伤往来寒热，一二三度发，阴阳俱虚，不可更发汗，或更下更吐也。与此意同。

加味生化汤方

治产后半月内外类疟。

川芎　人参　白术各一钱　当归二钱　甘草三分　白茯苓　藿香各八分　青皮二钱　乌梅一个

渴加麦冬一钱、五味子十粒；痰加半夏七分、生姜三片；汗多加黄芪、枣仁各一钱。

加味人参养胃汤方

治产后及一月疟疾，并用参术膏。

人参一钱五分　白术　当归各二钱　茯苓　半夏各八分　草果三分　甘草　青皮各四分　藿香五分　乌梅三个

再用白术四两，洗净锉烘干，参四两，用水六碗，各煎取半碗，如法再煎三次，渣取，汁共九碗，再熬至一碗，每日服半酒盏，白汤下。

产后乳生痈

未成脓，服瓜蒌子乳没散；已服有脓，服排脓回毒散，虚人不可用；脓出后服十全大补金银花散。

瓜蒌乳没散方

瓜蒌一个，连皮捣碎　当归　金银花各三钱　白芷一钱　青皮　乳

香　没药　甘草各五分

胎前生痈可照方煎服亦效。

又方

蒲公英八钱　金银花一两

酒煎饱服神效。

十全大补金银花[①]汤方

治产后脓出后虚弱甚者服之。

人参　白术　熟地　黄芪各二钱　茯苓　川芎各八分　当归
金银花各三钱　甘草五分

水二钟，煎六分。

泄泻加莲子十粒，肉果一个；渴加麦冬一钱，五味子十粒。

产后生痈

发寒热类疟，作虚治。

---

① 十全大补金银花：原为"十全大补"，据前后文改。

产后恶露日久不散，凝结成块

凡产下儿恶露随下，则腹无痛而自舒畅。若腹失盖，或伤冷物，则恶露凝结成块。虚症百出，腹痛身热，骨蒸，五心烦躁，食少羸瘦，或似疟，或月水不行，其块在两胁，痛动作雷鸣嘈，眩晕身热，时作时止等症。治法当遵丹溪云：欲泄其邪，当补其虚，用补中益气温送。丹溪纂中三消丸，使块消而人不弱。若块无补非唯块不可消尽，且食立减，甚至绝谷成劳而夭。

加味补中益气汤方

人参　山药　黄芪各一钱　白术二钱　当归三钱　陈皮　甘草各四分

姜水煎服。

丹溪三消丸方

治妇人死血、食积、痰三等块。

黄连一两五钱，一两用吴茱萸四钱煎汁，去渣，浸　黄连炒燥，五钱，用益志炒去心　萝卜子一两五钱，炒　台乌　桃仁　山栀各炒五钱　麦芽　三棱　莪术并醋炙，以上各炒五钱　香附一两，童便浸，炒　山楂一两

各为末，蒸饼为丸，食远用补中益气汤送五六十丸，或以白术三钱，陈皮五分，水一钟，煎五分送亦可。

产后大便不通

因血少肠燥，其虚弱产妇多服生化汤，则血旺气顺，自无便涩之症。切不可用硝黄等下药，重亡阴血，便闭愈甚。致成胀满者，或致泻不能止者，又当服[①]生化汤加减治之。

助血润肠丸方

治产后大便不通，或误用下药成胀之症。

川芎一钱　当归四钱　桃仁十粒　甘草五分　麻仁一钱五分，炒陈皮四分

血块痛加肉桂、玄胡索各五分，水二钟煎七分，食前稍热服。气虚多汗加人参一二钱、黄芪一钱。汗多而渴加参一二钱、麦冬二钱五分、五味子八粒。

如大便燥结十日以上，肛门必有燥粪，用蜜枣导之。

蜜煎褐色成膏，入水成枣，入肛门，其燥粪自化而出。

或用蜡烛一支插入亦能化。

又方

用麻油口含，竹管入肛门内，吹油入四五口，腹中屎和即通。猪胆一个，竹管照前插入亦可。

---

① 服：同治本无此字。

产后妄言妄见

由气血大虚，精夺神昏，妄所有见，而妄言也。轻则梦中呢喃，重则不睡多言，又痰乘虚于中焦，以致五官各失其职，视听言动皆有虚妄，勿认鬼邪，误用符水以致不救。丹溪云：虚症犹似邪祟也。屡治此症，服药数多见效。

加味生化安神汤方

治产后三日内血块未除，患妄言妄见，服此三四帖后加减。

川芎二钱　当归四钱　茯苓一钱　甘草四分　干姜四分　枣仁一钱　桃仁十粒　大枣二枚

水二钟，煎六分，食远服。

益荣安神汤方

治三日内外，血块不痛，妄见妄言，症虚极。服药但平稳，未见大效，候药力充足，诸症顿除。曾服二十帖，多见全效。

川芎一钱五分　当归三钱　茯苓　人参　柏子仁各一钱　枣仁一钱　甘草五分　圆眼肉八个　陈皮去白，三分　竹肉二圆

汗加黄芪一钱、黄麻根一钱；泻加白术一钱五分；痰加竹沥一小酒盏，姜汁一茶匙；大便不通加麻仁一钱五分，切不可用大黄。

产后育子乳少

无钱雇乳母，勉强乳子，致母子俱疲瘁，日食减少者，急急断乳，速服后方。

川芎　当归　黄芪　麦冬　茯苓以上各一钱　炙甘草五分　五味子十五粒　人参二钱　大熟地　白术各二钱　陈皮四分　枣二枚

水二钟，煎六分。

若发热兼作骨蒸，兼服紫河车丸。惊怖有汗，加枣仁一钱。

产后乳母生痈

已破出脓，寒热往来如疟，一日一发，或二三次，或二日一发，不可作疟治，不可全用攻毒消痈药，又不可用截疟等药，当补气血，少佐金银花去毒之剂，以散余邪。

黄芪　金银花　茯苓各一钱　人参　白术　生地各二钱　甘草　连翘各四钱　当归二钱　青皮三分　白芷五分　乌梅一个　枣一枚

水二钟煎服。

十弊

产后乡曲习弊有十方。

一产毕勿食牛羊、猪肉、鹅蛋、鸡蛋、鸭蛋、面食，方产毕勿①虚难克化。

二勿即食凉粉、绿豆粉、粥阿汁、荞麦面食。

三勿用胡椒、艾、酒，血块虽得热流通，新血不宁。

四俗用姜数斤，以消血块，不知发热妄血，以致危症。

五勿食梨、藕、橙柑、冷果，及冷茶、冷水，以致血块凝结。

六勿食橙丁、橘干饼、枳壳、香砂等丸，多损血气。

七七日内勿梳头以劳神，毋勉强起早以冒风寒。

八月内勿多言并劳女工。

九暑月勿用凉水洗手足。

十大暑用小衣烘热，常温腹内，冷则血痛凝结久，虽药不行。

---

① 勿：同治本作"大"。

十误

产后用药十误。

一产后误用乌药、木香耗气顺气药，反增满闷，虽陈皮用，不可至五分以上，慎之。

二误用青皮、山楂、枳壳、陈皮消食药，多损胃减食，不进饮食。戒。

三身热误用黄芩、黄连、栀子、黄柏，损胃增热，致不进饮食。

四四日内未服生化汤以消血块，勿先用人参、芪、术，致块不除。

五不可轻用生地黄，以滞血路，勿独用枳壳、枳实、牛膝以消块。

六不可用大黄、芒硝以通大便，起泻以成膨胀。

七不可用三棱、蓬术、牛膝等以行血块，新血亦损。

八俗用山楂一味煎汁，以攻血块，致成危症，每每不知。

九勿用济坤丹二三丸，以下胞胎。

十勿信《产宝百问》及《妇人良方》。

世人多用《妇人良方》及《百问》之书，内成方以医产妇，专用芎、归、白芍、生地，误人甚矣。

既产调护法

产毕未可上床，两人扶住，令人从心下轻轻揉按至脐腹门十五六次，此后虽睡，时时按之，血路不滞。

腹中用小衣烘热温之，虽暑月不可单被，腹寒则血块不行且作痛。

产后儿下地，即服生化汤二帖，三煎。

儿下而衣不下，要盖护产母下部，冬月用火于被下，腹中用热衣温之要紧，又多服生化汤、益母丸、下胎衣丸。

产母虚甚，须烧砖石秤坠，以防血晕。

产下地，即服生化汤一帖。如肚饥甚，即吃白粥一盏，不可太饱，过一时后，又服生化汤。如未进饮食，必速服生化汤两帖，三煎，头煎后，二服两帖，并为一煎完，进饮食甚好。

百二十日内，不可劳力过度。

七日内，切不可洗下部。七日外，方可下床温水坐洗，满月后，方可梳头洗浴。

冬末春初，天气凝寒，宜谨闭窗户四围，置火常令暖气熏蒸，而且下部不可去棉，方免胎寒血结，以致难产胞停也。

七日内外，紧遮阴户，勿使进风。

加味济坤大造丸方

妇人服之，益气血，温子宫，种子奇方。

紫河车一个，须壮盛妇人头胎者，洗去血尽，用砂罐隔篾四五根，用蒲包，剪下底，承胞下，用白酒蒸熟，不可着酒　人参一两五钱　当归二两　生地二两，酒洗蒸熟　山药一两　黄柏八钱，酒炒褐色　麦冬一两五钱，去心　五味子五分　天冬一两，去心　杜仲八钱，姜、酒炒去丝　牛膝酒浸，一两

虚弱多汗潮热，加黄芪一两，地骨皮一两，知母一两；脾胃弱久泻，加白术一两，莲肉二两，去心；血少，惊怖少睡，加枣仁一两，炒，圆眼肉二两。

以上共为末，捣紫河车为丸，空心送六七十丸。

女金丹

一名胜金丹，又名保坤丸，又名济阴丹。

金华香附一斤，拣净，童便浸十日足，清水淘净晒干，砂锅炒黄　桂心五钱　当归身　白芍药　白薇　白茯苓　白芷　丹皮　人参　甘草　玄胡索　川芎　藁本　白术　没药　赤石脂火煅醋淬七次，后二味不酒浸

以上各一两，用老酒拌，闷一刻，晒干。同前香附为细末，

炼蜜为丸，每丸重二钱，朱砂为衣，照引服。妇人临产，清水汤调服一丸，助精神，壮气力，分娩自然顺利。

难产用二丸，即产下，童便好酒调服一丸，神清体健，无血崩之患。每日服一丸，过五日或十余日，气血完固，自无他病。血崩者，童便和滚水调服一丸，用至二三丸即止。

血晕者，川芎当归煎汤，调服一丸，用至二三丸即醒。

惊风者，防风煎汤，调服一丸，用至二三丸即解。

儿枕痛者，山楂煎汤和砂糖少许，调服一丸，用至二三丸即定。

呕吐者，淡姜汤，调服一丸，用至二三丸，即止。

胞衣不下，干姜炒黑煎汤，调服一二丸，即下。

产动①四五日后调理者，用滚汤服一丸。

虚怯者，每用滚汤服一丸，服一月全愈。

胎下不安者，滚汤调服一丸，睡半日，其胎即安。受孕后连服不辍，保全足月，分娩无忧。

不受孕者，滚汤调服一丸至一月，必然有孕。

---

① 动：同治本作"下"。

|卷下|

仲贻胡公经验广育神方原序①

　　盖人无子嗣，非仅绝继述，而祖宗禋祀②，即因以斩，不孝之罪，莫大于是。予花甲已周，子嗣维艰，即或受孕，俱未成实，无神不求，无药不服，而终无效验。意谓天数已定，人事固不可倖回也。自此心灰绝望矣。忽遇异人授以广育之方，并可转女成男。依法试之，果得生男。夫以垂暮之年，而获意外之子，非仙方能若是其立效乎！切思良方奇验，不当自秘，爰立愿付梓以公世人，倘有艰于子嗣者，药可以成孕，法可以成男。依此行之，必获麟儿③之兆，岂曰小补之哉！

---

　　① 序：同治本此下有"系越水叶老人原传"八字。
　　② 禋（yīn 因）祀：家族祭祀。禋，夹衣、内衣。
　　③ 麟儿："麒麟儿"的简称，代指孩子。

调经种玉方 _{百发百中}

当归_{酒洗}　吴茱萸_炒　川芎_{各四钱}　香附_炒　熟地_{各六钱}　白芍_{酒炒}　白茯苓_{去皮}　丹皮　玄胡索　陈皮_{各三钱}

若过期而经水色淡者，乃血虚有寒。加官桂，炒，干姜、熟艾各二钱；若先期三五日而色紫者，加条芩三钱。

上锉作四剂，每剂用生姜三片，水一碗半，煎至一碗，空心温服。渣再煎，临卧服。待经至之日服起，一日一服，经尽药止，则当交媾即成孕矣。纵未成孕，经当对期，经来再服四剂，必孕无疑矣。

保产经验奇方

凡人诸病皆可医疗，惟妇人生产性命悬于顷刻，一有凶厄^①，虽名医无所措手足，只因产妇未生之前，或身体壮胜，气逆不顺；或形体虚弱，血少不充，以致有横生逆生之患。及婴儿甫产时，新血未生，旧血未去，有随进米粥等物，必致气血凝滞，昏晕伤生。殊可悼惜。予留心保产数十余方，从未有神效。如此

---

① 厄：同治本作"危"。

二方者，一名达生汤，在怀孕九月之后，连服数帖，生儿如羊子之易。一名生化汤，在婴儿落地时，连服二三帖，全无昏晕、腹痛诸症，其药须预先如法制备，一觉便煎，一生便服。二方所费无多，幸同志君子，或施药，或传方，则阴功无量矣。

达生汤

川归一钱五分，酒洗　川芎六分　益母草一钱，不犯铁器　车前子五分，炒，研末　白术一钱，米泔浸，炒　冬葵子一钱，炒，研碎　大腹皮四分，滚水洗数次　木香三分，研末冲入　生牛膝六分，酒洗隔一宿　枳壳五分，麸炒　炙甘草①三分

加生姜一片，水二钟，煎八分，食后温服。

如腹觉痛加白芷、沉香各五分，同煎服。

生化汤产后服

当归八钱，酒洗　川芎四钱　桃仁十粒，去皮尖　干姜五分，炙黑色存性　炙甘草五分

水二钟，加好陈酒六七匙，煎一钟，在甫产时未进饮食之先，服二三帖，不论正产小产皆宜服之。或临产稍迟，先服一帖更妙。弗听庸医加减。

经以对月为准，然亦有准而不孕者，其气亦只照常运行耳，是必令其服温补之剂，使其先期一二日，是月合之即孕。盖血非气盛勿先，而气非温补勿盛也。调鼎之法，惟令血气自和耳，乃世多称子宫虚冷。服艾附等热药者，不知热药能令火炽血燥，犹

---

① 草：原缺，据同治本补。

如盛夏向炉，非徒无益也。

经不及期之因有二，或气不能卫血，或血患于燥热。后期之因有二，或血不能运气，或气不能达血。但瘦人多是血虚，肥人或是痰火，又不可不酌，用清痰降火之剂也。

经色浅淡之因有二，或虚或痰。经色紫黑之因有二，或热或痰。经行作痛之因有二，将来而作痛是气滞；行后而作痛是血虚。然又有气血并虚者，盖气虚则无力健运，血虚则经脉否涩也。女精之媾，其乐也倍于男，其损也亦倍于男。愚蠢之妇不自知，伶俐之男亦不易察也。或气喘，或舌冷，或颊热，自有一种蔼然浓郁，氤氲熏蒸，苏苏不可形容之状。只呼吸之间，当彼欲脱未脱之际，而我急投之，令其中有有余不尽之味，无不入彀^①者也。

挑战之法，惟有浅尝，至于战酣，呼吸之时，尤不宜深。古诗云：洞里桃花何处寻，原来一寸二分深，是的窍也。然鼎体之修而肥者必稍深，癯而短者必稍浅，是又不无分别，总之飞于浅则射有入处，而深则有抵格而未必中窍，是自然之理耳。

妇人调养得宜，血气壮盛，久不逢男，必偶有一时欲动，兴发怡然，欲合难忍之状，甚而腮红面热，神思昏迷，此时以壮阳投之，万万无不得当。第彼含羞不言，我亦无由探知，或我知而又无壮阳应之耳，是必明喻以欲子之故。或偶肯吐露，然非平日调抚爱护，何能令其浃洽，用此一段精神，亦丈夫所不易易也。

自女子二七天癸初至之时，以至七七断经之候，编就立成。凡欲种子得男者，依期行之，万无一失。但立成中所云岁者，以

---

① 彀（gòu 够）：箭靶，指目标、目的。

生日为准。人必交生日，乃为此一岁也。所云月者，以节气为准，时必交此节，乃为此一月也。又中有状字非孕而不固，必产而不收，或收而不永，尤有奇验。夫调鼎而施功，不妄投于无用之地，当期而发，又不空弃于产女之时，如是则自然寡欲。岂徒为生子秘诀，亦延年却病之真诠也。

	十四岁	十五岁	十六岁	十七岁	十八岁	十九岁	二十岁
正月	女状	男	女	男	女	男	女
二月	男	女状	男	女	男	女	男
三月	女	男	女状	男	女	男	女
四月	男	女	男	女状	男	女	男
五月	女	男	女	男	女状	男	女
六月	男	女	男	女	男	女状	男
七月	女	男	女	男	女	男	女状
八月	男	女	男	女	男	女	男
九月	女	男	女	男	女	男	女
十月	男	女	男	女	男	女	男
十一月	男	男	女	男	女	男	女
十二月	女状	男状	男状	男	男	女	男

	二十一岁	二十二岁	二十三岁	二十四岁	二十五岁	二十六岁	二十七岁
正月	男	男状	女	男	女	男	女
二月	女	男	男状	女	男	女	男
三月	男	女	男	女状	女	男	女
四月	女	男	女	男	女状	男	男
五月	男	女	男	女	男	男状	女
六月	女	男	女	男	女	男	男状
七月	男	女	男	女	男	女	男
八月	女状	男状	女	男	女	男	女
九月	男	女	男状	女	男	女	男
十月	女	男	女	男状	女	男	女
十一月	男	女	男	女	男状	女	男
十二月	女	男	女	男	女	男状	女

	二十八岁	二十九岁	三十岁	三十一岁	三十二岁	三十三岁	三十四岁
正月	男	女	男	女	男	女	男
二月	女	男	女	男	女	男	女
三月	男	女	男	女状	男	女	男
四月	女	男	女	男	女状	男	女
五月	男	女	男	女	男	女状	男
六月	女	男	女	男	女	男	女状
七月	男状	女	男	女	男	女	男
八月	男	男状	女	男	女	男	女

月份							
九月	女	男	男状	女	男	女	男
十月	男	女	男	男状	女	男	女
十一月	女	男	女	男	男状	女	男
十二月	男	女	男	女	男	男状	女

月份	三十五岁	三十六岁	三十七岁	三十八岁	三十九岁	四十岁	四十一岁
正月	男状	女	男	女	女状	男	男
二月	男	男状	女	男	女	男	女状
三月	女	男	男状	女	男	女	男
四月	男	女	男	男状	女	男	女
五月	女	男	女	男	男	女	男
六月	男	女	男	女	男状	男	男
七月	女状	男	女	男	女	男	男状
八月	男	女状	男	女	男	女	男
九月	女	男	女状	男	男	女	男
十月	男	女	男	女状	男	男	男
十一月	女	男	女	男	女状	男	男
十二月	男	女	男	女	男	男状	男

月份	四十二岁	四十三岁	四十四岁	四十五岁	四十六岁	四十七岁	四十八岁	四十九岁
正月	女	男	男状	女	男	女状	男	男状
二月	男	女	男	男状	女	男	女	男
三月	女状	男	女	男	男状	女	男	女
四月	男	女状	男	女	男	男状	女	男
五月	女	男	男状	女	男	女	男状	男
六月	男	女	男	女状	男	女	男	男
七月	女	男	女	男	女状	男	女	男
八月	男状	女	男	女	男	女状	男	男
九月	男	男状	女	男	女	男	女状	女
十月			男状	女	男	男	男	女
十一月			女	男状	女	男	女	男状
十二月			男	男	男状	女状	男	女

种子法 [①]：单年单月便生男，双年双月即是儿，若还不依天地法，欲求生男偏是女。

孕推男女法：四十九数加孕月，减行年岁定无疑。一除至九多余数，逢双是女只生儿。

法曰：置四十九，加孕月八，共五十七，减年二十八，余二十九，减天除一，地除二，人除三，四时除四，五行除五，六律除六，七星除七，不尽之数奇为男，偶为女也。如数多再以八风除八。

男子种子仙枣方 香山县蒋令传，该县七十老人服之连生三子

杜仲一两，姜汁炒　菟丝子六两，水洗　当归二两，酒洗　大附子三钱　黄柏一两，蜜炙　知母一两　远志肉一两　肉苁蓉一两，酒洗　茯苓一两　熟地二两，酒洗　枸杞子一两　小茴香五钱　淫羊藿二两，去枝叶边刺，羊油炒，酒亦可

以上各药如法炮制，入瓦罐内上放，拣净黑枣三斤，加水满过枣，微火煮干去药，收枣煎汁晒干，藏于瓷瓶，勿令泄气，每早空心服五七枚，开水送下，可匀服月余。

妇人服用方

当归二两　生地二两　红花五钱　苏子五钱　艾叶二两　韭子二两　香附二两，醋炒

用黑枣二斤照前煮法，于半熟时加白芍一两，香附醋炒四次，二两，于枣上煮好，去底面之药，亦照前法晒藏，每早空心

---

① 法：原作"于"，据同治本改。

服三五枚，亦匀服月余。

以上二样仙枣，男女同服同止，不但保养月余，种子神验，且能百病消除，万验万应。真仙方也。

四奇毓麟丸

粉龙骨_{用五色者阴阳瓦煅，一钱}　阳起石_{见太阳飞动者真，三钱}　白芷_{用铜器焙干，黄色者佳，三钱}　蓖麻子_{去壳用子，去浮①油，四十九粒}　黄春季桂_{干研极细末，五钱}　砂仁_{去壳干炒，酒洗净，焙，一钱}　闹杨花_{焙，研末，一钱}　参芦_{研细末，五钱}　枸杞子_{去核净肉炒干②，研末，一钱}　麝香_{晒干研末，一钱}　紫梢花_{色润紫者佳，一钱}　北细辛_{水泡一夜，炒干研末，三钱}　肉苁蓉_{红色者佳，焙干研末，一钱}　真肉桂_{去皮研细，二钱}　旱地浮萍_{肥大者佳，用净叶，二钱}　吴茱萸_{醋浸一夜炒干，二钱}　石榴皮_{阴阳瓦焙干，研极细末，一钱}　川椒_{开口者佳，研末，一钱}　真鸦片膏_{一钱}　锁阳_{醋洗净，三钱}　象皮_{研末，一钱}

上药二十一味，各研极细末，秤足，用半生蜜为丸如龙眼核大，外用丁香油为衣，再加蜡壳，每遇红尽之日去壳，将丸放入户内约一顿饭时，药化可行，无不灵验。

山阴倪涵初治痢奇效三方

痢为险恶之症，生死所关，不惟时医治之失宜，而古今治

---

① 浮：同治本作"净"。

② 干：同治本无此字。

法千家，多不得其道，是以不能速收全效。今立方何以为奇，不泥成法故奇也。立论何以为妙，不胶成说，故妙也。然其药品又不外乎常用，而已有识者，切不可更张，勿为庸医所误，遵而用之，百试百效者也。

初起煎方

川黄连_{去芦，一钱二分} 条黄芩_{一钱二分} 白芍药_{一钱二}①_分 山楂肉_{一钱二分} 陈枳壳_{去穰，八分} 紫厚朴_{去皮八分，姜汁拌炒} 坚槟榔_{八分} 厚青皮_{去穰，八分} 当归_{五分} 甘草_{五分} 地榆_{五分} 红花_{酒炒，三分} 桃仁_{去皮尖，一钱，研如粉} 南木香_{二分}

上咀片，如法炮制，用水二碗煎一碗，空心服。渣再煎服。此中或红或白，里急后重，身热腹痛者俱可服。如单白者，去地榆、桃仁，加橘红四分，木香三分；如滞涩甚，或大黄二钱，用酒拌炒，服一二剂仍除之。若用一剂，滞涩已去，不必又用二剂矣。用大黄于年幼之人，又不可拘用二钱也。上方用之三五日神效，用之于旬日亦效，惟十日半月外，则当加减矣。另详于下。

加减煎方

川黄连_{酒炒，六分，生用四分} 条黄芩_{酒炒，六分，生用四分} 山楂肉_{一钱} 大白芍药②_{酒炒，六分，生用四分} 广橘红_{四分} 厚青皮_{四分} 坚槟榔_{四分} 甘草_{炙三分，生二分} 当归_{五分} 地榆_{四分} 桃仁粉_{六分} 红花_{三分} 木香_{二分}

上咀片，如法炮制，用水二碗煎一碗，空心服。渣再煎服。

---

① 二：同治本作"三"。
② 药：同治本无此字。

如延至月余觉脾胃弱而虚滑者，法当补理，具法如下。

补理煎方

川黄连_{酒炒，六分} 条黄芩_{酒炒，六分} 大白芍_{酒炒，四分} 广橘红_{六分} 当归_{五分} 人参_{五分} 白术_{土炒，五分} 炙甘草_{五分}

上咀片，如法炮制，用水煎，空心服。渣再煎服。以上三方，如妇人有胎者，去桃仁、红花、槟榔。以上三方，随用辄效。其有不效者，必初时投参术等补剂太早，补塞邪气在内，久而正气已虚，邪气益盛，缠绵不已，欲补而涩之则助邪，欲清而疏之则愈滑，遂至于不可救。药虽有奇方，无如之何！则初投温补杀之也。

微理妙论

古今治痢，皆曰热则清之，寒则温之，初起热盛则下之，有表症则汗之，小便赤涩则分利之，此五者举世信用如规矩准绳，不可易。予谓五者惟清热一法无忌，余则犯四大忌，不可用也，今详于后。

一曰忌温补

痢之为病由于湿热蕴积，胶滞于肠胃中而发也。宜清邪热，导滞气，行瘀血，其病即去。若用参、术等温补之药，则热愈热，气愈滞，而血亦凝，久^①之正气虚，邪气盛，不可疗矣。此投温补之祸为最烈也。

一曰忌大下

痢因邪热胶滞肠胃而成，与沟渠壅塞相似，惟用磨利疏通则愈。若用承气汤大下之，譬如欲清壅塞之渠，而注狂澜之水，壅塞必不可去，无不岸崩堤塌矣。治痢而大下之，胶滞必不可去，徒伤胃气，损元气而已。正气伤损，邪气不可除，壮者犹可，弱者危矣。

一曰忌发汗

痢者头痛目眩，身发寒热者，此非外感，乃因毒熏蒸自内达外，虽有表症，实非表邪也。若发汗则正气既耗，邪气益肆。且风剂燥热愈助热邪，表虚于外，邪炽于内，鲜不毙矣。

一曰忌分利

利小便者，治水泻之良法也。以之治痢则大乖矣。痢因邪热交滞，津液枯涩而成。若用五苓等剂分利其水，则津液愈枯，而涩愈甚，遂至缠绵不已，则分利之为害也。若清热导滞，则痢自愈，而小便自清，又安用分利为哉。

山阴倪涵初治疟奇效三方

疟之为害，南人患之，北人尤甚，弱者患之，强者尤甚。虽

---

① 久：同治本作"人"。

不致遽伤大命，然不治则发无已时，治之不得其道，则恶邪内伏，正气日虚，久而久之，遂不可药。予所定三方甚为平易。无奇绝不入常山、草果等劫剂，且不必分阳疟阴疟，一日、二日、三日及非时疟。人无老幼，病无久近，此三方不用加减，唯按次第服之，无不应手而愈也。

第一方

广陈皮一钱　陈半夏姜汁煮透，一钱　白茯苓一钱　威灵仙一钱　苍术米泔水浸一日，切，炒净，八分　紫厚朴姜汁拌炒，八分　柴胡八分　青皮六分　槟榔六分　炙甘草三分

上咀片，如法炮制，加姜三片，井水、河水各一钟，煎九分，饥时服，渣再煎服。如头痛加白芷一钱，此方平胃消痰，理气除湿，有疏导开先之功。受病轻者，二剂即愈，勿再药可也。若三剂后病势虽减而不全愈，必用第二方，少则三剂，多则五剂而已。

第二方

何首乌生用三钱　广陈皮八分　柴胡八分　白茯苓八分　黄芩八分　白术炒，钱　当归一钱　威灵仙一钱　鳖甲醋炙脆，研粉，二钱　知母二钱　甘草炙，三分

上药加姜三片，井水、河水各一钟，煎八分，加无灰酒五分，再煎一滚，空心服。二煎、三煎并服。此方妙在补泻互用，虚实得宜。不用人参、黄芪，屏去常山、草果，平平无奇却有神效，即极弱之人缠极重之病，十剂后立有起色，立奏万全。所云加减一二即不灵应者，正此方也。

第三方

人参一钱　黄芪蜜炙，一钱二分　当归一钱二分　白术炒，一钱　广陈皮八分　甘草炙，三分　柴胡八分　升麻四分，或加何首乌二钱　知母炒，一钱，或加青蒿子八分、麦芽一钱

上药加姜一片，枣一枚，水二钟，煎八分，半饥时服，用三五剂元气充实，永不发矣。方虽有三，第二实为主方，既不刻削亦不峻补，功独归之其第三方，专为有力者，设贫家安得有参，只多服第二方可也。

秘传治吐血神效方

好肉桂五分　当归七分　桔梗一钱　川郁金八分　枳壳七分　大黄八分　厚朴八分，姜汁炒　真紫苏子八分，炒研

水一碗，煎六分，另加童便半盏，姜汁二茶匙，服二剂，又照后方服。

川贝母一钱，去心　茯神七分　赤芍药七分　益母草三钱　山药四分　续断一钱　麦冬一钱，去心　远志六分，去骨　丹参七分

此方出自秘传，已经万试万验，其效如神，救人无数。凡仁人君子见此方而能广传播者，积德宁有量哉！

此二方不论男女，远年近日，各种吐血，只要现吐之日，先服前方两剂，随服后方十剂，无不立时全愈，永不再发。断不可服一切寒凉之药，如从前误服凉药，以致寒血凝滞者，服完此

十二剂之后，皆已陆续咳吐声尽。不必再服，自然全愈，或身体虚弱，另①服六味地黄丸一斤，每日清晨以淡盐汤送下四五钱，或空咳不止，服健脾丸即愈。

洗眼仙方

山西太原李守双目不明十九年，仙授神方。用皮硝六钱，清水一茶杯，煎至七分，不论风火瞽②目，野土犯眼俱可洗，既得此方七年内洗好九十余人，嗣大同府张远腾之妻双目不明，依方洗之三月即明。洗眼之日最忌葱、韭、大蒜。务要诚心净手焚香，洗眼日期开后。

正月初五、二月初一、三月初三、四月初五、五月初五、六月初四、七月初二、八月初一、九月十一、十月十三、十一月初四、十二月初四，余于二十年前即知此方之功效神奇，少年好眼用之，不但终身无疾，至老而目力一如童子。

治酒风脚仙方

粤人多患此疾，发时则肿痛，苦不可言，予自壮年来粤，至

---

① 另：同治本作"男"。
② 瞽（gǔ 鼓）：本义指瞎眼，此处指风火目盲。

五十后亦得此病，百治不效。偶遇游方道士告予曰：俟发时用绍兴老酒糟四两，松针一两，同捣烂，加好烧酒拌，湿炒热敷，患处用布包紧，一时后除下，再炒热敷之，一剂仅可敷三次。如痛不止，当换第二剂，昼夜勿间断。敷至①痛止而已。予照方治之，永不复发，大抵患轻者三五剂即愈，年久患重者须十剂。此方虽无奇，却有神效，视患处之大小酌用糟之多寡，不必拘定四两。如无绍兴老酒糟，用陈村老酒糟亦可。

风气膏药方

广胶一两，捣碎，和姜汁一茶钟，用文武火滚十沸摊在布上　　另用秦椒十个，即辣茄　白芥子一钱

各炒焦，共研细末，作糁药。每日一换，贴三张即愈，重者用五张②。

---

① 至：同治本无此字。

② 却有神效……五张：此部分原脱，据同治本、慈溪本补。

校注后记

一、作者生平考证及成书

竹林寺女科著作一般题名为"竹林寺女科""竹林寺妇科"，后缀以"秘传、秘方、秘本"等，据统计，竹林寺女科共有130余种著作存世，刊行较早的有《竹林寺女科秘传》《竹林寺女科证治》《宁坤秘笈》等。其中流传较广、影响力较大的首推《宁坤秘笈》，此书首刊于清乾隆五十一年（1786），题名言"宁坤"者，有使妇人平安、安定之意，可知此书为妇科专著。全书分三卷，卷上载妇科九十一症、七十九方（实载方非七十九首）；卷中以阐发产后生化汤论及生化汤方为主；卷下载胡仲遗广育神方，并附倪涵初治痢、治疟方等。考证清乾隆五十七年（1792）《绍兴府志》载倪涵初以医闻名，越良医之后，可知此书还收录了当地名医之临床各科效方，而不拘于妇人一门。

此书作者题为竹林寺僧撰，具体由何人所作已难以考证。纵观全书，上中下三卷在内容、体例及行文风格上均存在较大差异，且不同时期不同版本间还存在着内容增补的情况，因此我们更倾向于此书非一人所作，非一时所作，而是由历代僧医或群众不断增补汇集而成。

二、版本流传考证

《宁坤秘笈》版本流传较广，目前可见的版本有清乾隆五十一年（1786）刻本，馆藏于中国中医科学院图书馆、南京中医药大学图书馆等，此版无牌记。清乾隆六十年（1795）刻本，馆藏于中国中医科学院图书馆、安徽中医药大学图书馆，此版正文前有"清乾隆六十年慈溪养正堂"牌记。此外还有清道光五年（1825）刻本、清道光二十八年（1848）刻本等，以及馆藏于浙江省中医药研究院的清同治七年（1868）刻本，此版正文前有"清同治七年须江毛致和堂"牌记，对比清乾隆五十一年、清乾隆六十年两个版本，此版增加了经验方11个，并附刊济世良方，新增咸丰元年（1851）跋。经实地调研，清乾隆五十一年（1786）刻本和清乾隆六十年（1795）刻本两版的刻板相近，考虑为同一版本系统。而清同治七年（1868）刻本在之前版本的基础上增补了经验方和后跋。《宁坤秘笈》卷上题"宁坤秘笈（竹林寺女科），妇女之病九十一症，治法七十九方"；卷中题有"产后生化汤论"；卷下正文前有"仲贻胡公经验广育神方原序（系越水叶老人原传）"，似不是原竹林寺女科的内容，且清同治版本较之前版本出现了附方增加的情况，故推测此书在初版刊印后有多个版本流传，在此过程中还出现了不断增补的情况，故导致三卷在内容、体例和行文上有较大的不同。各版本书影见图1至图3。

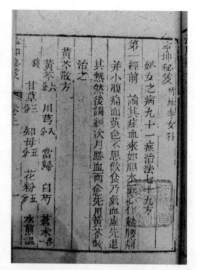

图1 南京中医药大学图书馆馆藏清乾隆五十一年（1786）刻本

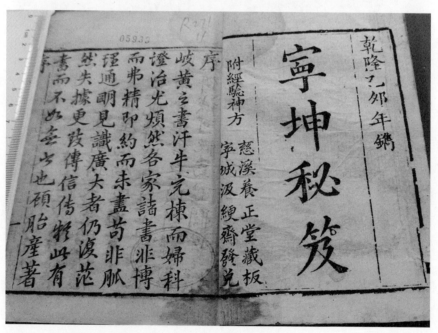

图2 安徽中医药大学图书馆馆藏清乾隆六十年（1795）刻本

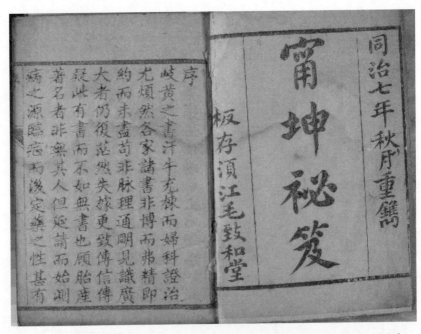

图3　浙江省中医药研究院馆藏清同治七年（1868）刻本

三、和其他竹林寺女科著作的异同比较

《宁坤秘笈》是竹林寺女科著作中出版较早、流传较广、影响力较大的一种，和流派中的其他著作相比有其自身特点，现将《宁坤秘笈》与《竹林寺女科秘传》《竹林寺女科证治》《竹林寺女科秘方》等作简单比较。

在形式上，《宁坤秘笈》分上中下三卷，《竹林寺女科秘传》《竹林寺女科秘方》不分卷，《竹林寺女科证治》分调经、安胎、保产、求嗣四卷。其中《宁坤秘笈》卷上的写作体例和《竹林寺女科秘传》《竹林寺女科证治》《竹林寺女科秘方》三者一致，均采取以症为纲、以方为目的形式阐发妇女经带胎产诸疾，对于医理的讨论较少，《竹林寺女科秘方》在此基础上有对疾病病理的简要阐发。《宁坤秘笈》卷中、卷下的写作形式则与前述有着明显不同，卷中题名"产后生化汤论"，围绕产后生化汤，集中阐发其主治和系列加减方；卷下序中题此卷为"经验良方"，附多个"广育神方"及治痢、疟等临床效方，不拘于妇人一科。此两卷的写作形式在其他竹林寺女科著作中较为少见。

在内容上，《宁坤秘笈》卷上自述有九十一症，而《竹林寺女科秘传》中有编号的疾症共九十三症。两者对比，其中有八十七症的疾症和处方用药几乎完全一致。不同之处为：《宁坤秘笈》多四症，包括第三十三妇人白带，第七十七秘传速产，第九十难产方，第九十一凡人难得受孕；《竹林寺女科秘传》多六症，包括月经三十二症之经来痢疾或前或后，胎前十五症之胎前大便不通，胎前三十七症之胎前潮热不退，产后十二症之产后三四日瘀血停住作痛，产后十四症之分娩艰难产下婴儿不哭若死者，产后十五症之产后必要归芎丸。《竹林寺女科秘方》共计一百二十症，其症治和《宁坤秘笈》有较大出入，如经来如黄水一症，《宁坤秘笈》认为其治法为暖经和血，以加味四物汤治疗，而《竹林寺女科秘方》题"月水色黄"，认为其为伤食脾热经燥，主张以黄芩汤和理脾顺气丸治疗。《竹林寺女科证治》未对疾症进行编号，共约有四百三十九症，其症治和《宁坤秘笈》有类似之处（约十余症），亦有较多不同，其收录的妇人疾病范围更广，分型更细致，且纳入了较多男科、儿科等内容。《宁坤秘笈》卷中、卷下的内容在竹林寺女科的著作中未见，其中"产后生化汤论"在后世影响较为广泛。

在具体的处方用药上，《宁坤秘笈》和其他竹林寺女科著作也存在着差异。如"第七经来不止"一症，《宁坤秘笈》认为其为"热症"，用金拘散治疗，方药组成为续断、阿胶、地榆、当归、白芷各一钱，黄芩、川芎、白芍各八分，熟地黄二钱。《竹林寺女科秘传》"七症经来不止"，认为其为血热妄行，用金狗散治疗，方药组成为川续断、地榆、阿胶、白芷、金毛狗脊各一钱，白芍、川芎、黄芩各一钱，熟地黄二钱。《竹林寺女科证治》"经来不止"症下，认为其同为血热妄行，用金狗汤治疗，方药组成为金毛狗脊、川续断、地榆、阿胶、白芷、当归、白芍、川芎、黄芩各八分，熟地黄二钱。《竹林寺女科秘方》"经血夹瘀"症下"妇人经血，来如猪血"，以金狗丸治疗，方药组成为川续断、地榆、金毛狗脊、当归二两，阿胶、川芎、茯苓、熟地黄一两，肉桂五钱，米糊为丸。由上可见竹林寺女科各著作中近似的处方，在主治、方药组成、药物剂型，甚至方名上都有着细微差别，考虑为在书籍传抄过程中产生的错讹所致。在"疏风止痛散""朱砂丸""鸡蛋汤"等方的阐发上均存在着类似情况。此外书中自述有"妇人之病九十一症，治法七十九方"，实际编号的方剂只有七十六首，或也存在着方剂脱落的情况。《宁坤秘笈》上卷后篇及下卷收录有世秘资生丹、大黄膏、救生丸、调经种玉方、保产经验奇方等多个妇产科经验方和治痢、治疟效方，为其他竹林寺女科著作所未见。

竹林寺女科著作成书后在僧医和信众间主要以抄本形式流传，因传抄年代久远，错讹难以避免，传抄过程中还有不断对书中内容进行增补的情况，这就导致了竹林寺著作的体系甚为繁杂，目前所知有九十一症本、九十三症本、一百零八症本、一百一十症本、一百二十症本等多个版本体系，并且在同一体系下也存在内容上的差异。我们认为竹林寺女科的著作实为几代僧医及民间治疗妇科经验的不断总结，目前我们看到著作的各版本也均保留了其起源民间并广泛传抄于民间的特点。

四、主要学术思想及临证特色

（一）按症索方，症状描述详细

《宁坤秘笈》卷上在写作手法上和其他竹林寺女科著作一致，均采取以症为纲、以方为目的体例描述妇人经带胎产诸疾，后列治方及具体药物，并且每一症、每一方列数字标识，特色十分鲜明，我们推测此为便于僧医按症索方取药所设。此特征在竹林寺女科的其他著作，如《竹林寺女科秘传》《竹林寺女科证治》《胎产新书》等书中也均有体现，并且部分疾症的顺序、药物均一致，可知竹林寺女科在当时已形成一定规模和影响力。书中在每一症下对于疾病症状描述得十分详细，对于类似症尤其注重鉴别诊断，如第十三至第十五症，有经来如鱼脑、牛膜片、血胞等对性状细致的鉴别，而对于舌诊、脉诊和治则、治法等医理书中则描述和解释得较少，体现了其来自民间，相较于理论更注重临床方便实用的特点。古代妇女社会地位一般不高，普通女子有身体不适也常难以启齿，即使就医也很难将病情原由及经过全数告知医者。谚云"宁治十男子，不治一妇人"，其中便有妇人问诊困难的原因。竹林寺女科充分利用病患对僧医和佛寺的信任，临床非常重视问诊，多以详尽问诊了解曲隐病情，因此在其著录中多有详细的症状及鉴别诊断的描述。

（二）剂型多样，重视药物炮制

《宁坤秘笈》全书共收录方剂超过130首，使用药味近200种，药物剂型十分多样，除了常规的汤、散，还多有膏剂、丸剂、丹剂等，其中有很多民间流传、应用广泛的偏方、秘方。如治疗因痰气壅满，牙关紧闭，不知人事的黄蜡膏方，组成药物为黄蜡、枯矾、麻黄，等分为末，熔化擦牙上，有祛痰开窍之功。

又如治产后各项经脉之世秘资生丹方，将当归身、川芎、香附米、苍术等药物研成粉末后再以大黄膏为丸。又如以皮硝为主药的外用洗眼仙方，湿炒热敷的治酒风脚仙方，以广胶、秦椒、白芥子为主药的外用风气膏药方等。此外书中对药物精细且丰富的炮制也十分具有特色。如去毛，忌铁器，醋炒制的香附米；米泔水浸炒苍术；醋浸透，纸包煨三棱；醋浸，瓦焙五灵脂；用吴茱萸四钱煎汁，去渣制黄连；等等。

又如大黄膏方的制作：

"锦纹大黄一斤，去黑皮为极细末　苏木三两，劈碎　河水五碗，熬取三碗　红花三两

炒黄色，入好酒一大壶同煮六七碗，去渣存汁，另黑豆三升，用河水熬汁三碗。

凡修合时务要虔心，并忌妇人、鸡犬、孝服，人不见之处方妙。先将大黄末入锅内，用米醋五碗搅匀熬至滴水成珠，又下醋四五碗熬，如此三次取膏，即入红花酒、苏木汤、黑豆汁搅开大黄膏，再熬成膏。"

虽然使用的药物平淡无奇，但是其炮制流程和制作工艺均极为繁复。虽然"忌妇人、鸡犬、孝服，人不见之处方妙"之说有迷信玄学色彩，但是其精致的炮制过程对于目前仍有启发参考意义。

（三）饮食宜忌，注重调护养生

《宁坤秘笈》全书多处强调饮食和妇科疾病发病的关系，并提出多种调护养生之法。如卷上"第五经闭发热"中"论其症，因行经时，及产后因食生冷并食水果"；"第二十三触经伤寒"中"经来误食生冷"；"第二十四经逆上行中"中"经从口出，此因

过食椒姜热毒之物"；"第三十二经来大小便俱出"中"因吃热物过多，积久而成"；"第四十四孩子顶心不知人事"中"乃过食椒、姜、鸡肉，热毒积在胸中"；"第四十五胎前气紧不得卧"中"此症过食生冷兼有风寒中胃肺经"；"第四十六胎前咳嗽"中"此因每食生冷，又吃姜、椒，中伤胎热"；"第四十八胎前泻痢"中"此乃椒、姜、鸡肉热物入脾"等。可见竹林寺女科十分注重饮食因素和疾病发生的关系，强调不可过食生冷及椒、姜、鸡肉等热物，特别是在经期、孕期，饮食宜忌尤需注意。卷中则总结了产后十弊、十误及既产调护法，对产后的日常调护做了集中阐释。此外还对临产调护做了详细阐发："儿下胎衣不下，产妇未免坐守，不可睡倒，必先断脐带，用草鞋滞之。如寒月扶产妇至床倚入坐，被盖火笼，被中热衣暖腹，胞下后防虚，必须速服生化汤二盏，不可厌药频，自有妙处。"在当时妇女生产的医疗卫生条件较差的情况下，竹林寺女科总结的临产调护确实值得参考应用。

（四）产后遵丹溪，倡大补气血

《宁坤秘笈》卷中共有十一处引用丹溪文献，分别为"是以丹溪先生论产，必当大补血气为先""丹溪云：产后切不可发表""丹溪云：产后不可发表，盖因其内虚也""治法当遵丹溪云：欲泄其邪，当补其虚，用补中益气温送""丹溪云：虚症犹似邪祟也""若患褐色，后重频并，丹溪《纂要》中自有论方""故治产当遵丹溪，而固本服法，宜效太仆而频加""丹溪《纂要》下胎衣用朴硝神效，虚弱人反有害，夫产儿后腹内空虚，非虚弱而何？必非先生所定之方，乃门下人附增耳""乞遵丹溪医案方以救绝谷""治产后大便不便，误服大黄等药致成膨胀……遵丹溪方加减，屡用治验""丹溪三消丸方，治妇人死血、食积、痰三等块"。其中最后三处虽言引自丹溪，但经考证暂未找到文献依据。丹溪认为产后多气血不足，在产后病的治疗中时时不可忽略。《宁坤秘笈》引丹溪之言，主要是遵循了丹溪产后病的治疗原则，包括产后宜大补气血、忌发表、辨真虚假实等，体现了其在产后病宗丹溪气血理论的学术特色，同时《宁坤秘笈》也对产后亡阴亡阳等急症以及朴硝峻下胎衣等，对丹溪所论进行补充，提出己见。此外《宁坤秘笈》还引用丹溪的验方验案，如产后痢疾褐色，后重频并的效方，而《丹溪医案》大补方及《丹溪纂要》三消丸的文献依据还有待进一步考证。《宁坤秘笈》在产后病篇多处引用丹溪文献，体现了竹林寺女科在产后病的治疗中遵循丹溪气血理论的学术特色，竹林寺女科也对传承丹溪产后病治疗起到了一定的促进和推动作用。

（五）专论生化汤，附多种加减

《宁坤秘笈》卷中有"产后生化汤论"专篇，可知竹林寺女科十分重视此方，此篇指出生化汤主治"产后恶露作块痛"，还可"预制两三帖，至胞衣一破，速前一帖，候儿下地即服。不论正产小产，虽少壮产妇，平安无恙，亦宜服两帖以消血块，生长新血"，即用于产后预防保健之用，这可能是已知较早的产后预防专用方药。竹林寺女科的另一专著《竹林寺女科证治·产后总论》对此方也有详细阐述："产后血气大虚，理宜峻补。但恶露未尽，峻补须防壅滞。血能化又能生，攻块无损原气，行中带补，方为万全无弊。世以四物汤理产后，误人多矣。盖地黄性寒，芍药酸敛故也，惟生化汤用之最当。夫产后血块宜消，新血宜生，若专消则新血不生，专补则瘀血益滞。历考本草川芎、当归、桃仁三味善去恶血，骤生新血。佐以炮姜、甘草引入肺肝，生血理气则行中有补，化中有生，实产后之至宝也。因名曰生化汤。"生化汤为产后名方，其出处一直颇有争议，有人认为此方出自山阴绍兴钱氏妇科，也有人考证此方为竹林寺女科所创，绍兴钱氏在此方基础上多一味熟地黄，可供参考。此篇还记录生化汤一系列加减衍生方，如加参生化汤、加味生化汤、加味生化补中益气汤、参苓生化汤、加连生化汤、加参宁肺生化汤等，扩大了此方的应用范围，但主旨仍以大补气血为主，契合产后气血不足兼瘀血之病机。

当然，本书尚有一些缺乏科学依据或值得商榷之处，如"生子秘诀""孕推男女法""可转女成男"等，以及洗眼仙方的洗眼日期"正月初五、二月初一、三月初三、四月初五、五月初五、六月初四、七月初二、八月初一、九月十一、十月十三、十一月初四、十二月初四"等。但瑕不掩瑜，本书的学术和临床应用价值还是值得肯定的。

《浙派中医丛书》总书目

原著系列